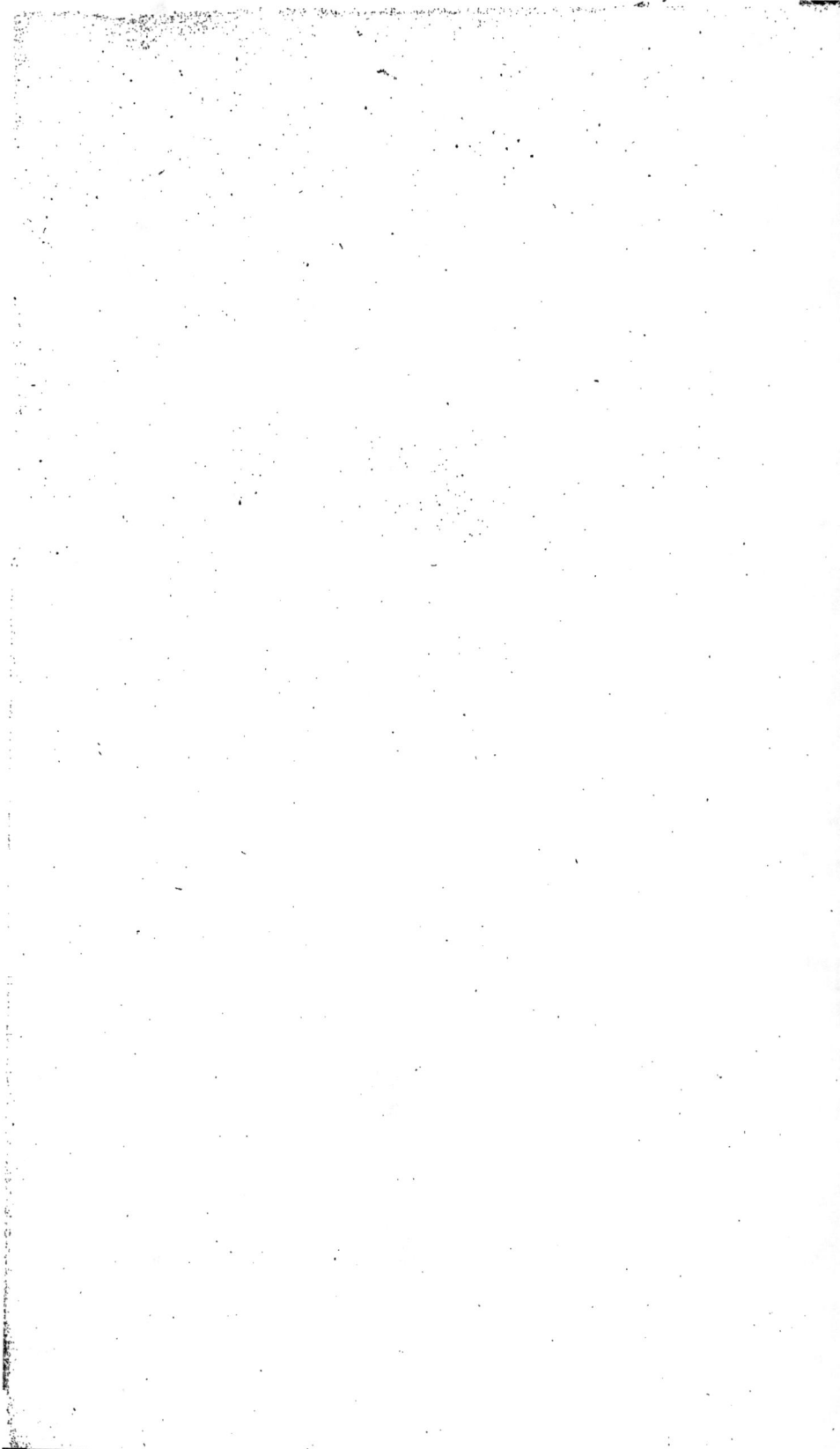

Dʳ J. NÉNON

Élève de l'École de Santé militaire
de Lyon.

ÉTUDE

SUR

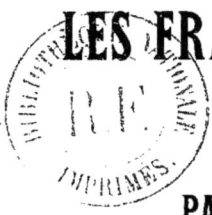

LES FRACTURES DIAPHYSAIRES

DE LA JAMBE

PAR COUP DE PIED DE CHEVAL

SOCIÉTÉ ANONYME D'IMPRIMERIE
DE VILLEFRANCHE-DE-ROUERGUE

Dr J. NÉNON

Élève de l'École de Santé militaire
de Lyon.

ÉTUDE

SUR

LES FRACTURES DIAPHYSAIRES

DE LA JAMBE

PAR COUP DE PIED DE CHEVAL

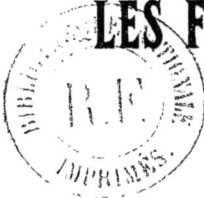

SOCIÉTÉ ANONYME D'IMPRIMERIE
DE VILLEFRANCHE-DE-ROUERGUE

A LA MÉMOIRE VÉNÉRÉE DE MA MÈRE

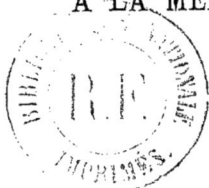

Son exquise tendresse et son dévouement pour moi furent sans bornes. Son souvenir sera toujours vivant en moi, et je lui dédie ce modeste travail en gage de mon infinie reconnaissance.

A MON PÈRE

Sa vie toute de labeur et de sacrifices lui assure mon plus grand respect et mon amour filial le plus vif.

A ma Sœur — A mes frères
A ma belle-sœur — A mon beau-frère

Je les unis dans le même sentiment d'affection.

A ma Famille

A mes Amis

A mon Président de thèse

Monsieur le professeur Aug. POLLOSSON

PROFESSEUR DE CLINIQUE GYNÉCOLOGIQUE A LA FACULTÉ DE MÉDECINE
DE LYON
CHIRURGIEN DE LA CHARITÉ

*Il a bien voulu accepter la présidence de
notre thèse. Nous lui exprimons notre
respectueuse reconnaissance pour le
grand honneur qu'il nous fait.*

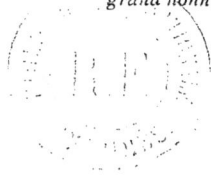

A MES MAITRES

de la Faculté de Lyon

A MES MAITRES

de l'École
du Service de Santé Militaire

ÉTUDE

SUR LES FRACTURES DIAPHYSAIRES DE LA JAMBE

PAR COUP DE PIED DE CHEVAL

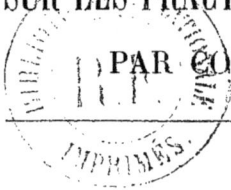

INTRODUCTION

Durant nos dernières années d'études dans les hôpitaux militaires de Lyon, notre attention a été particulièrement attirée par les fractures que détermine à la jambe le coup de pied de cheval. Nous avons pu suivre de près quelques-uns de ces blessés, et nous nous sommes rendu compte de la gravité fréquente, de la lenteur à guérir, de la grande facilité à se compliquer de leurs fractures, lorsque nous les comparions aux lésions osseuses de la jambe, accidents du travail le plus souvent, que nous observions dans les hôpitaux civils. Aussi, arrivé au terme de nos études médicales, nous avons pensé qu'il serait intéressant de faire un travail d'ensemble sur cette question. Nos recherches ont été facilitées par M. Massart, interne des hôpitaux de Paris, qui a bien voulu nous communiquer quelques observations personnelles et nous aider dans l'étude de la morphologie et de la pathogénie des différents traits de fracture que l'on peut décrire à la jambe.

1

Nous avons cru bon de consacrer au traitement de ces lésions un assez long chapitre. Les discussions récentes qu'a soulevées à la Société de chirurgie de Paris le traitement des fractures obliques de la jambe, les rapports présentés sur les interventions sanglantes, mettent le traitement des fractures par coup de pied de cheval à l'ordre du jour.

Nous n'avons pas la prétention de donner un avis ni de prendre part à une discussion où des maîtres éminents n'ont pu se mettre d'accord ; nous voulons nous contenter d'apporter à l'étude complexe des fractures de jambe un maigre tribut, permettant à nos camarades de l'armée de reconnaître parmi toutes les lésions décrites à la jambe une de celles qu'ils ont eu ou auront souvent à traiter : la fracture par coup de pied de cheval.

CHAPITRE PREMIER

Historique.

Ambroise Paré nous rapporte dans ses œuvres qu'en l'année 1561, allant soigner un malade au village de Bons-Hommes, près de Paris, il eut une fracture de la jambe gauche par coup de pied de cheval.

« Or voulant passer l'eau et tascher à faire entrer mon cheval en un bateau, je luy donnay d'une houssine sur la croupe dont la bête stimulée me rua un tel coup de pied, qu'elle me brisa les deux os de la jambe senestre, à quatre doigts au-dessus de la jointure du pied. Ayant reçu le coup et craignant que le cheval ne ruast derechef, je demarchay un pas ; mais soudain tombant en terre, les os ja fracturés sortirent hors, et rompirent la chair, la chausse et la botte, dont je sentis telle douleur qu'il est possible à l'homme d'endurer. La plaie ayant été bandée par maistre Richard, chirurgien ordinaire du roy, y furent apposées deux fanons ou torches de paille dans lesquelles on mit un petit bâton à chacun pour tenir la paille ferme et roide et enveloppées d'un demi-linceul, puis apposées aux costes de la jambe. Et après fut située en figure droite et non courbée et eslevée en médiocre hauteur, mollement, afin d'éviter douleur, fluxion, inflammation et autres accidents. »

Il s'agissait là, comme le dit le professeur Forgue, dans Duplay et Reclus, d'une fracture compliquée de la jambe au tiers inférieur. Le traitement en fut long, le pronostic sérieux, et il en résulta par la suite une certaine impotence pour le chirurgien des armées du roi François II.

Depuis cette époque, alors que tant d'horizons nouveaux se sont découverts sur le vaste domaine de la chirurgie, on peut dire que l'étude des fractures de jambe n'a pas subi l'évolution commune, et les descriptions des anciens traités concernant les fractures n'ont pas vieilli. La découverte de la radiographie est venue modifier complètement l'étude de toutes les lésions osseuses; elle a permis de se rendre compte de l'état des os après le traumatisme, de leurs rapports, des modifications que venait y apporter le traitement. Ce nouveau moyen d'investigation a profondément changé les idées et les théories sur les traumatismes osseux; il est venu, avec la confirmation rapide et scrupuleuse qu'il donne, jeter un jour nouveau sur l'anatomie pathologique des dégâts produits par ces traumatismes. Les lésions par coup de pied de cheval ont peu bénéficié de ces découvertes, et les traits de fracture qu'on décrit à la jambe sont ceux des fractures directes. Nous croyons intéressant de séparer ces lésions des autres dégâts osseux, de voir comment on peut les expliquer, quels traitements on devra leur appliquer.

Pour poursuivre avec fruit cette étude, nous avons dû avoir recours à d'anciens auteurs qui ont publié d'intéressants travaux sur la résistance et l'élasticité des os, des os de la jambe en particulier.

Chassaignac, en 1847, s'était déjà occupé de la résistance du tibia à la fracture; nous avons trouvé dans son ouvrage de précieuses observations.

Leriche, en 1873, étudiait dans sa thèse, publiée à Paris, le mécanisme des fractures en V du tibia; mais c'est surtout à Messerer, de Stuttgart, qu'il faut avoir recours pour tout ce qui concerne la résistance des os longs à la fracture. Ses études, déjà vieilles de plus de trente ans, sont encore citées dans tous les traités où nous avons voulu rechercher ce qui concernait la résistance des os longs.

M. Delorme, dans son *Traité de chirurgie de guerre*, a repris cette question à propos des fractures par armes à feu. On y trouve une riche bibliographie et une description détaillée des phénomènes qui font varier la résistance des os.

Charpy, dans ses *Études d'anatomie appliquée*, traite, entre autres sujets, de la résistance des os à la fracture et de leur mécanisme.

C'est un ouvrage agréable et facile à lire, où il envisage les diverses conditions où les os se brisent. Les quatre mécanismes des fractures y sont étudiés, avec les diverses lésions qu'ils déterminent.

A côté de ces expérimentateurs qui s'efforçaient de pénétrer la pathogénie des fractures et d'en saisir la cause et le mécanisme, les cliniciens cherchaient à dévoiler les troubles locaux ou généraux dans leur symptomatologie précise, dans leur persistance, leur aggravation, leurs complications immédiates ou tardives.

Transportant ces faits du domaine de l'expérimentation à celui de la clinique pure, Malgaigne, l'un des maîtres de la chirurgie française, fixait, il y a plus de soixante ans, dans son *Traité des fractures et des luxations,* les signes intimes de ces accidents. Les lésions qu'il y a décrites, bien observées et bien conformes à la réalité clinique, sont restées vraies. C'est là un ouvrage dont doit s'imprégner celui qui se propose d'étudier les fractures, et nous nous félicitons d'y avoir largement puisé.

Les traités d'Hamilton, en Angleterre, de Gurlt et Bruns, en Allemagne, les articles sur les fractures dans les ouvrages de Le Dentu et Delbet, de Duplay et Reclus, en France, ont dégagé des faits cliniques trop longtemps méconnus et en ont vulgarisé l'importance.

Dans une étude récente (*Cliniques du Val-de-Grâce*), M. le professeur Mignon a bien étudié toutes les complications des fractures et en a montré tout l'intérêt.

Nous avons parcouru un grand nombre de traités classiques; le coup de pied de cheval y est cité quelquefois comme cause de fracture directe de la jambe, mais les auteurs n'attachent pas à ce traumatisme toute l'importance qu'il comporte, à notre avis. Il est vrai que ces lésions sont relativement rares dans les milieux hospitaliers; par contre, comme nous avons été à même d'en juger, c'est une lésion très fréquemment observée dans les corps de troupes.

Si nous consultons la statistique de l'année 1907 à l'année 1911, nous voyons qu'il en est bien ainsi :

	FRACTURES DE JAMBE DE CAUSES DIVERSES	FRACTURES DE JAMBE PAR COUP DE PIED DE CHEVAL	PROPORTION
En 1907.........	227	117	51,54 p. 100
En 1908.........	385	71	18,45 —
En 1909	332	102	30,72 —
En 1910	308	91	29,54 —

Le nombre des blessés qui, chaque année, présente des fractures de jambe par coup de pied de cheval, la gravité fréquente de ces lésions, sont des raisons suffisantes pour nous autoriser à séparer cette cause du reste des fractures et à en faire le sujet de notre thèse.

CHAPITRE II

Etiologie.

Lorsqu'un coup de pied de cheval vient frapper un individu non averti, le surprenant avant qu'il ait pu l'éviter, il constitue vis-à-vis du membre inférieur un des traumatismes habituels les plus violents et les plus brusques qu'ait à supporter la diaphyse osseuse. Nombreuses sont les conditions où le coup est frappé, et parmi toutes celles qu'on a pu signaler, il en est deux qu'on cite fréquemment : la ruade et le coup de pied de côté. Cependant nous croyons que seule la ruade est suffisante, par les forces qu'elle développe et qu'elle met en jeu, pour parvenir à briser une jambe.

La ruade, par sa fréquence, mérite une rapide étude physiologique, que nous abrégerons le plus possible. L'animal, avant de ruer, porte d'abord fortement en avant ses membres antérieurs, sur lesquels il se campe; puis, baissant la tête et l'encolure, dont l'ensemble constitue le balancier cervical, il dégage son train postérieur, qui s'élève. C'est alors que se produit la détente des muscles du membre postérieur, projetant au loin et en haut les deux sabots de l'animal. Comme on le voit, de nombreuses forces musculaires sont mises en jeu; cependant, dans la violence du coup et dans l'évaluation de la force déployée, nous n'aurons à tenir compte que de la détente musculaire des membres de derrière, dont toute la force est utilisée à frapper. Il faut, de plus, bien montrer l'influence du sabot, armé du fer, dans la description de la force qui vient atteindre la diaphyse. Formant un véritable projectile lancé par la détente musculaire, le fer va déterminer, en plus des lésions osseuses, d'importants dégâts superficiels et profonds qui sont des facteurs importants de gravité dans la fracture par coup de pied de cheval.

Dans la ruade, le coup se trouve porté à une hauteur qui varie, suivant la taille des chevaux, de $1^m,50$ à $1^m,70$, lorsque le sabot est à bout de course. Nous avons cru intéressant de rappeler cette taille dans les différents corps de troupes :

	Taille moyenne.
Cuirassiers	$1^m,60$
Dragons	$1^m,57$
Cavalerie légère	$1^m,52$
Artillerie	$1^m,58$

La distance à laquelle la ruade est portée est un facteur essentiel de la gravité de la fracture. Suivant, en effet, que le sabot sera projeté plus ou moins loin, l'intensité de la force déployée subira d'importantes modifications. A la distance maxima, c'est-à-dire à bout de course du sabot, il sera rare, l'homme étant à pied, d'observer des lésions du membre inférieur trop rapproché du sol. Les parties qui seront frappées de préférence seront l'abdomen, le thorax, la face; la littérature médicale abonde d'ailleurs de ces lésions toujours graves du ventre, des flancs, de la face.

Le cavalier occupe, par contre, la situation « opti-
mum » pour que la ruade détermine une lésion de
ses membres inférieurs. Le tibia est détaché du sol et
porté à une hauteur variable, qu'on peut en moyenne
évaluer à $1^m,10$. De plus, la jambe se présente de
champ; les genoux, fortement adhérents à la selle,
fixent l'os, qui se trouve immobilisé lorsque le coup
vient l'atteindre. D'ailleurs, il est facile de noter la
fréquence de ces fractures de jambe, le cavalier étant
en selle; la plupart des observations que nous avons
pu consulter en sont la meilleure preuve. Le tibia se
trouve, en effet, porté à une hauteur suffisante du
sol pour recevoir le choc du sabot.

Nous n'observerons des lésions de la jambe, chez
l'homme à pied, que lorsqu'il sera suffisamment rapproché de l'animal; dans ce cas, comme nous l'avons
déjà dit, la force déployée sera moins grande, le
traumatisme déterminé d'importance moindre. C'est
là d'ailleurs un fait bien connu des gens qui ont l'habitude des chevaux; en passant très près, ils sont sim-
plement bousculés par le train postérieur, et la ruade
est pour eux sans effet.

La fracture par coup de pied de cheval se rencontre
encore chez les servants d'artillerie, assis sur le cais-
son. Ils se trouvent portés à une hauteur du sol et à
une distance suffisantes pour que la ruade vienne atteindre la diaphyse de la jambe et y détermine les lésions
que nous nous proposons d'étudier.

Dans le coup de pied de côté, bien connu des cavaliers, qui le nomment « coup de pied en vache », les
lésions sont aussi souvent très importantes. Il est

frappé à courte distance; quelquefois, au moment où il le reçoit, l'homme est serré entre le cheval et un mur ou un bat-flanc. Les fractures qu'il détermine intéressent le plus souvent la partie inférieure de la jambe, les malléoles, et sortent du cadre des fractures diaphysaires que nous nous sommes tracé.

Dans un cas comme dans l'autre, c'est le fer qui porte et constitue un corps contondant, animé de la vitesse que lui imprime la détente musculaire. Il produit au point frappé une force variable qui, suivant son intensité, la façon dont elle est dirigée, les résistances qu'elle rencontre, détermine des fractures d'aspect différent.

Il est maintenant intéressant de voir comment les os de la jambe résistent au traumatisme. Une étude anatomique nous permettra de signaler les particularités de chaque os, d'en étudier la texture intime et de préjuger déjà par cette description détaillée de la résistance que pourront opposer le tibia et le péroné.

Prismatique, donnant, suivant le point considéré, une section tantôt triangulaire, tantôt quadrangulaire, la diaphyse tibiale atteint son maximum d'épaisseur au niveau du bord antérieur de l'os, ou crête tibiale, c'est-à-dire au niveau de la partie la plus exposée, puisqu'elle est à fleur de peau, tandis que les autres faces sont protégées, à l'exception de la face interne, par les parties molles qui les recouvrent. C'est un os creux, formé de fibres longues, constituant une substance osseuse compacte, allant d'une épiphyse à l'autre et parallèles entre elles. Il est parcouru dans son centre par une cavité longitudinale : c'est le canal médullaire;

ce dernier, s'il augmente l'élasticité de l'os, diminue sa résistance aux efforts, surtout aux efforts de flexion et d'écrasement. La forme du canal varie suivant le point de la diaphyse que l'on considère; nous l'avons montré dans la radiographie des coupes osseuses faites à des hauteurs diverses.

La texture de la diaphyse peut se représenter comme formée de deux cylindres creux concentriques, représentant les systèmes fondamentaux. Ceux-ci sont formés de minces lamelles juxtaposées, groupées en systèmes distincts, résultant de l'accolement de fibrilles, réunis ou non par du ciment. On note aussi la présence, dans l'épaisseur de ces lamelles, de fibres conjonctives ou fibres de Scharpey, et de fibres élastiques. Il y a deux systèmes fondamentaux :

Un système externe, sous-périostique.

Un système interne, péri-médullaire.

Dans l'intervalle se groupent les systèmes de Havers, circulaires, tangents les uns aux autres, comme des tubes de verre groupés en faisceaux. Ils laissent entre eux des espaces triangulaires, polygonaux, comblés par des groupes lamellaires, parfaitement indépendants.

La diaphyse des os longs nous apparaît donc comme formée d'un ensemble de systèmes dans lesquels les travées osseuses ne sont pas disposées d'une façon quelconque, mais au contraire suivant une modalité qui est toujours la même pour le même os. « Cette disposition systématique des travées osseuses, dit M. le professeur Testut, sur laquelle Meyer et Julius Wolff ont depuis longtemps déjà attiré l'attention, est constam-

ment en rapport avec la fonction de l'os, autrement
dit avec le rôle qui est dévolu à l'os dans la statique;
on peut, à ce sujet, établir en principe que les travées
suivent toujours la même direction que les forces
qu'elles ont à supporter, ce qui a fait dire à Julius
Wolff que l'os normal a une structure déterminée par
sa fonction. »

Ce n'est donc pas une substance homogène que cette
diaphyse compacte, mais c'est la réunion d'une mul-
titude d'éléments ayant chacun sa résistance au choc,
et partant son élasticité. Comme l'a montré Charpy,
la résistance est proportionnelle au nombre de colon-
nettes formant le système de Havers; sur le fémur
humain, elles sont de 3.200; sur le tibia, de 2.500.

L'architecture du péroné ne présente aucun détail
particulier; c'est un os entièrement mince, formé d'un
corps prismatique de tissu compact, dont l'ensemble
permet de retrouver les systèmes de fibres longues
que nous avons signalés au tibia.

Le ligament interosseux n'est qu'un faible moyen
d'union des deux os; il ne joue pas de rôle dans la
transmission des forces d'un os à l'autre; ce sont les
puissants ligaments péronéo-tibiaux qui réalisent la
solidarité osseuse. Ces ligaments présentent une certaine extensibilité et sont liés aux mouvements de la
tibio-tarsienne. Nous ne saurions donc dire qu'à la
jambe il y ait entre les deux os l'union intime qui
existe à l'avant-bras, et ceci est un point fort important pour comprendre la pathogénie des fractures
des deux os.

Si nous avons insisté sur l'architecture du tibia, c'est

que la résistance osseuse est liée à cette morphologie intime. C'est ainsi que nous pourrons expliquer les

Étude des différences d'épaisseur du tibia.

HAUTEUR DES COUPES PRATIQUÉES	FACE INTERNE	FACE EXTERNE	CRÊTE	BORD POSTÉRIEUR	GRANDEUR DE LA SURFACE OSSEUSE[1]
29 cm.	4 mm.	3 mm.	9 mm.	5 mm.	9cm²,5
26 cm.	4 mm.	4 mm.	13 mm.	6 mm.	7cm²,5
23 cm.	4 mm.	3,5 mm.	14 mm.	5,5 mm.	6cm²,07
20 cm.	3,5 mm.	4,5 mm.	15 mm.	7 mm.	5cm²,22
17 cm.	5 mm.	4 mm.	14 mm.	9 mm.	5 cm²
14 cm.	4,5 mm.	4 mm.	12 mm.	8 mm.	5cm²,18
11 cm.	4 mm.	3,5 mm.	9 mm.	6 mm.	4cm²,87
9 cm.	3 mm.	3 mm.	7 mm.	5 mm.	4cm²,65
7 cm.	2 mm.	2 mm.	3 mm.	3,5 mm.	4cm,70

résistances différentes des diverses portions de l'os à la flexion, à la traction, à la torsion, à la pression.

1. Les mesures ont été faites avec une feuille quadrillée en mm².

Coupes pratiquées à partir de la Surface articulaire inférieure

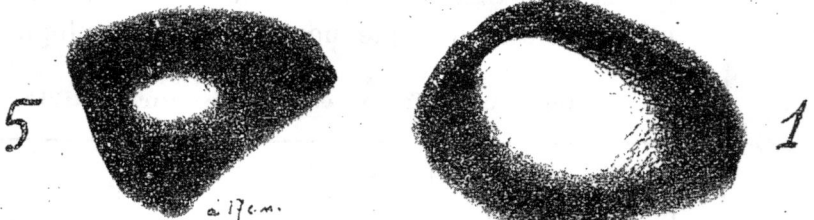

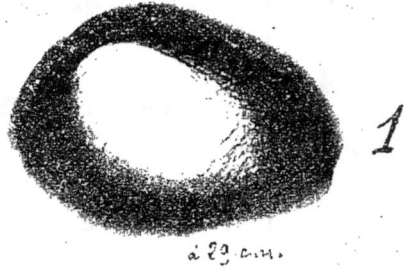

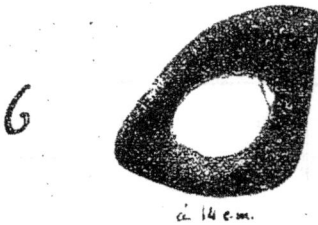

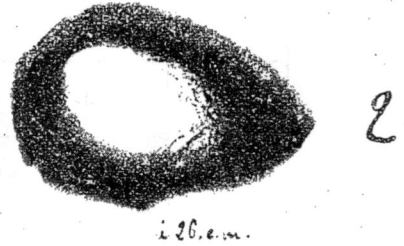

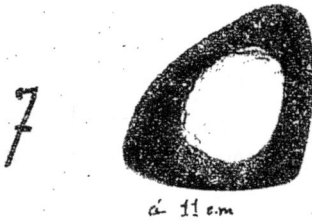

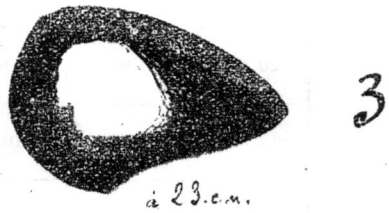

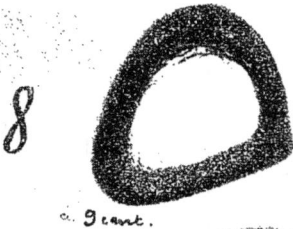

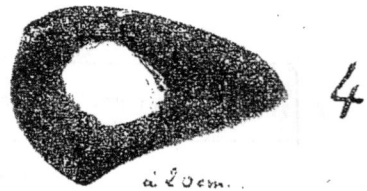

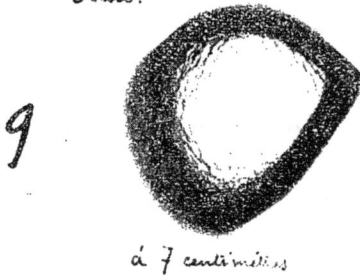

5 — à 17 c.m.

1 — à 29 c.m.

6 — à 14 c.m.

2 — à 26 c.m.

7 — à 11 c.m.

3 — à 23 c.m.

8 — à 9 cent.

4 — à 20 c.m.

9 — à 7 centimètres

Schéma de l'orientation.

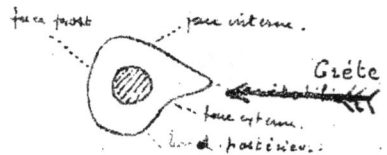

face interne
face interne
Crête
face externe
bord postérieur

C'est ainsi qu'on pourra expliquer, en connaissant les conditions de production, la forme de certains traits de fracture.

Si nous consultons les auteurs qui ont étudié les éléments relatifs à la résistance, nous voyons que la forme est une des causes modificatrices les plus importantes. Les efforts qui tendent à rompre l'os ne sont pas les mêmes pour les os cylindriques et pour les os prismatiques. L'os prismatique résiste beaucoup mieux, et même un os prismatique comme le tibia présente plus de résistance aux corps contondants sur les faces que sur les arêtes. La différence est considérable ; de 1,5 pour les faces, elle n'est plus que de 1 quand on frappe les arêtes. Le même coup, frappant ces deux endroits, aura donc des effets différents. Cela s'explique aisément : en effet, les faces, en se laissant enfoncer, font que l'énergie est annulée sur place ; la face cède, la tige résiste ; l'angle résiste, la tige cède. Messerer, expérimentant sur des tibias humains, trouve que la flexion nécessaire pour les rompre exige 326 kilogrammes sur les faces et 226 seulement sur les arêtes. Nous ne pouvons comparer ces chiffres aux forces mises en jeu par le coup de pied ; au cours de ces expériences, l'os est supposé appuyé par ses deux extrémités, alors que chez le cavalier les circonstances sont différentes, surtout quand les étriers ne sont pas chaussés.

Le diamètre de l'os influe aussi sur la résistance. La résistance d'un os à la rupture est proportionnelle au diamètre de sa surface de section. Se basant sur cette donnée que l'expérience vérifie, on trouve pour

le tibia une résistance à la fracture de 4 au tiers supérieur, de 2 au tiers moyen, de 3 au tiers inférieur.
Les coups portant sur la région moyenne de la diaphyse
amèneront donc plus volontiers la fracture. Un simple
coup d'œil sur la radiographie des coupes osseuses
permet de s'en rendre compte.

L'élasticité de l'os, déjà faible pour les grands os,
atténue à peine les effets du choc et de la pression,
car, d'une part, la limite d'élasticité est atteinte alors
que l'os n'est encore soumis qu'à l'action d'un poids
ou d'une violence inférieurs de moitié à ceux qui sont
nécessaires pour produire une fracture, et, d'autre
part, l'instantanéité du choc empêche souvent l'élasticité d'entrer en jeu.

Enfin, il faut tenir compte de la densité de l'os ; si
la ténacité croît en proportion de la densité, on comprend que les os graisseux et raréfiés du vieillard
résistent plus mal que ceux de l'adulte. On note
même des différences considérables à ce point de
vue. Des expériences faites à l'École vétérinaire de
Lyon ont montré que, sur des os de vieux chevaux,
la fracture se produisait plus facilement. Avec une
force constante, et l'expérimentateur se plaçant dans
des conditions analogues, on déterminait des lésions
différentes de celles qu'on obtenait sur des os jeunes. Sur les os d'animaux jeunes, c'étaient des
fêlures, des fractures obliques ; sur les os graisseux
des vieux chevaux, c'étaient des fractures transversales.

On voit donc toute l'importance de ces éléments de
la résistance osseuse sur la morphologie du trait de

fracture. Nous avons voulu, avant d'aborder l'anatomie pathologique des lésions par coup de pied de
cheval, remettre en mémoire ces trois facteurs importants : la façon dont est donné le coup, l'architecture
de l'os qui subit la violence, la résistance qu'il oppose
au traumatisme.

Nous avons essayé de résumer, dans un tableau
synoptique, les variations de la diaphyse du tibia, les
variations de section de l'os, les modifications de
forme du canal médullaire.

Ce sont là des facteurs importants dans la pathogénie des lésions osseuses et sur lesquels nous ne saurions trop insister.

CHAPITRE III

Anatomie pathologique.

Les fractures de jambe par coup de pied de cheval ont, au point de vue anatomo-pathologique, une particularité : souvent elles s'accompagnent d'une plaie cutanée. Cette effraction du tissu cellulaire qui peut, dans certains cas, s'étendre en profondeur. est un élément d'infection toujours à redouter quand il y a dans le voisinage un os brisé et un foyer de fracture où le sang s'est épanché en abondance.

La plaie cutanée qu'on observe peut affecter les sièges les plus divers; mais deux points sont plus particulièrement frappés : la crête tibiale et la face interne de l'os. En quelque endroit qu'elle siège, que ce soit à la partie supérieure, au tiers moyen ou au tiers inférieur, son aspect toujours le même en permet une description unique. C'est une plaie circulaire ou ovale, très souvent de forme irrégulière, dont les dimensions varient d'une pièce de 0 fr. 50 à une pièce de 2 fr. Le sang qui est épanché et constitue le fond de la plaie, la colore de diverses façons, variant les nuances du violet ecchymotique au noir du sang coagulé. Ses bords s'estompent sur le fond et ne sont pas taillés à pic. Le fond de la plaie prend souvent un aspect suintant, et il s'écoule un liquide séro-sanguinolent. On note au pourtour de cette effraction des tissus un liséré rouge; la peau voisine s'enflamme et s'œdématie vite. En somme, il n'y a pas à proprement parler destruction, mais plutôt attrition et mortification des tissus au niveau du point contus.

Tout l'intérêt de la plaie réside dans ses rapports avec le foyer de fracture; elle est toujours rapprochée de ce dernier et souvent au même niveau. C'est le même choc direct qui en a été la cause et qui est venu exercer sur l'os son action contondante. C'est là un point très intéressant à noter, car ce voisinage crée une prédisposition de plus à l'infection. En général, c'est une plaie souillée; parfois même, ainsi que nous avons pu le noter sur plusieurs malades, on trouve au cours de l'examen des débris de vêtement (culotte, caleçon, cuir de bottes, etc.). M. le médecin principal Toubert nous a même cité le cas d'un malade chez lequel il dut faire l'amputation pour une fracture compliquée; l'examen du foyer de fracture permit de retrouver des débris de paille au voisinage de l'os.

Autour de cette plaie, il n'est pas exceptionnel de voir, lorsqu'on n'a pas eu soin de faire une désinfection immédiate, des traînées de lymphangite tronculaire remontant le long de la cuisse et venant déterminer de l'adénopathie inguinale. Tout autour de la plaie cutanée, l'infiltration séreuse est très marquée, et on peut y observer des ecchymoses.

Nous allons étudier maintenant le trait de fracture. Nous distinguerons, au point de vue morphologique,

les fractures simples du tibia et les fractures du tibia
associées à celle du péroné; ces variétés s'observent à
peu près avec une égale fréquence dans la pratique
militaire. Alors que dans les traumatismes habituels,
chute sur les pieds, chute d'un corps sur la jambe,
écrasement par une roue de voiture, les fractures des
deux os sont la règle, on observe souvent, au cours
des traumatismes par coup de pied de cheval, la fracture isolée du tibia, non seulement dans les fractures
fissuraires, mais aussi dans les fractures complètes.
Dans ces deux sortes de lésions, deux traits sont d'observation courante : le trait transversal en rave, et le
trait oblique à un ou plusieurs fragments, clivant l'os,
taillant l'un des fragments en biseau aux dépens de
l'autre.

1° Le trait de fracture transversal dentelé siège en
général à la partie moyenne de la diaphyse, à l'endroit où l'os présente son minimum d'épaisseur; la
section a été horizontale; les deux portions osseuses
sont nettement séparées, et il est rare de voir les deux
surfaces engrenées. Le plus souvent, elles chevauchent
l'une sur l'autre, amenant un raccourcissement dont
la valeur dépend du déplacement subi par les deux
fragments.

Si le trait de fracture s'accompagne d'une lésion
analogue du péroné, et nous avons eu plusieurs fois
des exemples de fractures des deux os de la jambe
à trait transversal, le déplacement sera très marqué;
en plus du raccourcissement, on aura une déviation
angulaire de la jambe avec saillie des fragments. C'est
la fracture classique décrite sous le nom de « fracture

en rave ». Dans cette double lésion osseuse, il nous
faut cependant distinguer deux variétés, suivant que le
trait de fracture intéresse les deux os au même niveau
ou à des niveaux différents. Lorsque le péroné a cédé
au même niveau, c'est le même choc qui a produit sa
fracture ; le trait est bien horizontal, bien net ; il semble être la prolongation de la solution de continuité
du tibia. Dans cette variété de lésions, le coup de
pied, en exerçant sa violence, déplace les deux fragments l'un sur l'autre de plusieurs centimètres, produisant le raccourcissement contre lequel il faudra
lutter au cours de la réduction de la fracture. Il y a,
de plus, au niveau du foyer de fracture d'importants
dégâts ; le ligament interosseux est dilacéré par la violence, les muscles contus, l'épanchement sanguin considérable. Les masses musculaires viennent coiffer les
surfaces osseuses, et c'est dans ces fractures parfois
peu douloureuses, par suite du paquet charnu qui
enveloppe les extrémités osseuses traumatisées, que
l'on verra tardivement se produire des pseudarthroses.

Lorsque les os sont fracturés à des hauteurs différentes, on trouvera le péroné brisé plus haut ou plus
bas ; quelquefois même le trait n'est pas franchement
transversal, mais plus ou moins oblique. Le péroné a
cédé sous l'influence d'un traumatisme secondaire,
impuissant qu'il est à soutenir seul le poids du corps.
C'est un fait que nous avons observé plusieurs fois.
Lorsque le péroné est fracturé en un point différent
du tibia, la direction angulaire est beaucoup plus marquée que dans la fracture précédente ; un des fragments pointe vers la peau ; il semble que la jambe ait

fléchi et que le péroné ait cédé sous l'effort trop grand
qui lui était imposé. La fracture transversale n'intéressant que le tibia est d'ailleurs rare, et le plus souvent
c'est la fracture des deux os que l'on a sous les yeux.
Cette intégrité du péroné s'observe surtout dans les
fractures du tiers moyen du tibia; on peut la trouver
lorsque le choc a porté sur le tiers inférieur; il est
rare de l'observer quand il y a fracture du tiers supérieur, qui oppose à la force contondante une résistance
considérable, en raison de son grand diamètre et de
l'épaisseur du prisme osseux. En général, il n'y a pas
de déplacement; le péroné, faisant office d'attelle,
maintient en place les fragments tibiaux. Toutefois, il
peut exister : le fragment inférieur, par le fait du choc
extérieur, peut être enfoncé vers l'espace interosseux;
le fragment supérieur qui est resté en place fait alors
une légère saillie en avant, ou à la fois en dedans et
en avant. L'intégrité du péroné empêche le chevauchement des fragments; on l'a pourtant observé dans
la fracture isolée de la diaphyse tibiale.

2° Le trait de fracture oblique. Dans la fracture le
plus souvent observée, le tibia seul est brisé; les deux
segments sont taillés en biseau aux dépens l'un de
l'autre; le biseau supérieur pointe souvent en avant, en
bas et en dedans, plus rarement en bas et en arrière.
Par conséquent, dans un premier type le tibia seul est
brisé; le péroné a résisté et maintient la jambe. Dans
une deuxième variété, il pourra y avoir, en même
temps que la fracture du tibia, des lésions concomitantes du péroné; il faut noter la rareté de la fracture
de cet os au même niveau; ce n'est que secondaire-

ment qu'il se rompt en général. Néanmoins, la fracture oblique présente de multiples facteurs de gravité,
qui tiennent au déplacement facile des fragments glissant l'un sur l'autre, causant une déviation angulaire
et un raccourcissement du membre souvent plus marqué que dans la fracture transversale.

Dans d'autres cas, il y a pénétration du fragment
inférieur par le fragment supérieur, dont la pointe
vient s'engager dans le canal médullaire ; c'est dans ces
variétés qu'on observe de véritables éclatements du
segment distal et une fracture à plusieurs fragments
comminutive. En outre, si nous cherchons quels sont
les rapports de ces fragments et si nous les comparons
dans la fracture oblique et dans la fracture transversale, nous voyons que dans cette dernière variété il y
a le plus souvent grande mobilité par suite de la rupture de la diaphyse de la jambe, tandis que dans la
première il n'est pas rare de trouver de l'engrènement ou l'intégrité du péroné.

Les fractures obliques peuvent se combiner avec les
transversales ; le fait s'observe assez fréquemment, et il
n'est pas rare de voir sur la surface interne de l'os un
trait transversal intéressant une certaine épaisseur
de l'os, tandis que dans son ensemble le trait de la
fracture présente une obliquité incontestable. C'est
même, suivant Malgaigne, ce qui avait fait croire à la
grande fréquence des fractures transversales du tibia,
parce que souvent la partie de la fracture accessible
au doigt du chirurgien présente cette direction transversale, alors que la partie profonde est manifeste-
ment oblique.

Nous n'insisterons pas sur les fissures du péroné, soit seules, soit coexistant avec les fractures du tibia. Isolées, ces fissures sont exceptionnelles; quand il y a fracture du tibia, le péroné est le plus souvent rompu; rarement il est fissuré.

Ces fragments osseux que nous venons d'étudier se trouvent en contact avec des groupes musculaires meurtris, contus, dilacérés; avec une masse de sang épanché, et c'est cet ensemble, intéressant à envisager, qui forme le foyer de fracture. Autour de l'os brisé comme centre, le traumatisme a exercé son action sur les parties molles. La cause vulnérante ne se borne pas, en effet, à rompre la continuité du tissu osseux; elle produit directement ou indirectement des désordres des parties molles, très variables dans leur gravité. Il est difficile, dans cette région bouleversée par le choc, de retrouver les éléments anatomiques primitifs. Le périoste a, bien entendu, cédé complètement au niveau de la fracture, et même il s'est décollé ou déchiré sur une assez grande hauteur. Entre l'os et lui se sont formées, souvent fort loin de la fracture, des ecchymoses; le canal médullaire, complètement ouvert, saigne abondamment et constitue toujours un danger dans l'évolution de ces fractures, où des embolies graisseuses sont à redouter. L'épanchement sanguin qui dissèque les muscles, les séparant de leurs aponévroses, de leurs insertions, est en quantité abondante.

La moelle y a saigné d'une façon continue, ce qui explique les énormes caillots que l'on trouve au contact de l'os, lorsque quelques jours après le traumatisme on intervient sur la fracture. La formation d'un

pareil hématome doit toujours être prise en considé-
ration ; il constitue un excellent bouillon de culture,
où des microbes venant à coloniser amèneraient des
lésions aiguës et extrêmement septiques de la jambe.
C'est ce sang qui se résorbe dans les jours qui suivent
la fracture et qui vient donner à la peau cette teinte
ecchymotique qui se prolonge souvent de part et d'autre, souvent même fort loin du foyer primitif de la
fracture.

Les parties molles intéressées par la contusion violente que détermine le coup de pied de cheval sont le
siège des lésions les plus diverses. Comme nous avons
déjà eu l'occasion de le signaler, le ligament interosseux est tiraillé, déchiré, dilacéré ; on l'a vu même
embroché par un des fragments osseux. Les muscles
sont déchirés, et à la suite des fractures de jambe, les
lésions aponévrotiques peuvent déterminer une hernie
musculaire. Les hernies du jambier antérieur sont, de
toutes ces lésions, une des plus souvent observées. Les
vaisseaux et les nerfs sont diversement intéressés par
les fractures ; cependant ce sont des lésions à connaître et dont la gravité vient assombrir le pronostic.

A côté de ces lésions du foyer de fracture, il nous
faut citer les épanchements qu'on observe au niveau
des articulations voisines, du genou en particulier. Les
culs-de-sac synoviaux sont fortement distendus, et l'a-
bondance de l'épanchement est quelquefois considérable.

Le foyer de fracture constitue donc un milieu ayant
pour centre la fracture, où tous les éléments anatomiques de la jambe normale ont été, à des degrés divers,

lésés par le traumatisme. C'est un milieu où le sang
est épanché en abondance et dont l'infection sera
facile. Nous avons voulu insister sur la description de
cette zone mortifiée, qui parfois communique avec la
plaie cutanée, pour montrer combien peuvent être
étendus les désordres anatomiques. Retenons donc
qu'au point de vue anatomo-pathologique le coup de
pied de cheval, indépendamment de la lésion osseuse,
cause des désordres superficiels et profonds : plaies et
ruptures musculaires, dont nous voudrions avoir bien
montré toute l'importance.

On peut, étant donnés les troubles qui surviendront
à la jambe, par suite de la solution de continuité de la
diaphyse des os, diviser ces fractures en trois groupes,
sans présumer de la morphologie du trait de fracture :

a) Les fractures à grand déplacement ;

b) Les fractures à déplacement moyen ;

c) Les fractures à déplacement faible ou nul.

On fait aisément rentrer dans chacun de ces groupes les diverses lésions qu'on note cliniquement, lorsqu'il y a fracture. La fracture des deux os de la jambe
répond en général au premier groupe. Les deux os
étant brisés, la mobilité des fragments sera considérable, d'autant plus que, la fracture étant transversale,
il n'y aura pas d'engrènement des surfaces. D'ailleurs,
en général, dans ces cas, la fracture du péroné s'est
produite par suite de la flexion de la diaphyse jambière, le tibia ne suffisant plus à porter le poids du
corps.

Dans les fractures à déplacement moyen, les deux
os peuvent être intéressés, mais, le plus souvent, le

péroné reste intact. Dans ce groupe nous rangerons la fracture oblique, où souvent les fragments en regard viennent s'engrener, laissant possible le glissement des surfaces l'une sur l'autre, mais ne permettant pas de mouvements de latéralité fort étendus.

Enfin, dans les fractures à déplacement faible ou nul, le péroné a été respecté; il forme attelle du côté externe et s'oppose à un déplacement de la jambe. Dans ce cas, les surfaces tibiales ne se sont pas mobilisées, restent au contact et sont parfois encore engrenées sans modifications de l'axe de la jambe.

Nous avons cru bon d'insister sur ce déplacement, qui est un des facteurs de gravité dans le pronostic de la fracture et crée toujours les grosses difficultés du traitement.

CHAPITRE IV

Pathogénie.

Nous avons déjà montré que la fracture que nous étudions réalise le type des fractures directes. Les différences que l'on observe dans la morphologie du trait sont liées :

1° Aux différences de force déployée dans le coup de pied ;

2° A la résistance opposée par le tibia, soit par sa structure, soit par son élasticité, soit par les parties molles qui arrivent à le protéger.

1° Les différences de force ont été étudiées à propos des diverses manières dont le cheval frappe. Retenons surtout le mode que nous avons étudié plus en détail : la ruade. C'est la force vive qui, seule, peut amener une solution de continuité de l'os. D'ailleurs, Malgaigne avait déjà remarqué que des chocs brusques, comme un coup de bâton, un coup de pierre, ne produisent guère que des fractures simples et directes. « J'ai fracturé nombre de fois, dit-il, tous les os longs sur le cadavre, avec un énorme bélier en fer ; presque jamais je n'ai eu de fractures multiples ; bien plus, je n'ai obtenu que des fractures incomplètes. » Cela prévient, sans doute, de ce que les conditions où se plaçait l'auteur ne sont pas les mêmes, envisagées sur le cadavre et sur le vivant; et la force déployée dans ces expériences ne saurait être comparée à celle mise en jeu par un coup de pied de cheval. Nous avons eu l'occasion de montrer les variations dans le degré de la ruade, suivant la distance à laquelle se trouve être le tibia frappé.

2° La structure du tibia a été, à juste titre, regardée comme un élément modifiant la morphologie des traits. Le même coup sur des points différents aura des effets qui ne seront plus semblables. Leriche fait remarquer que c'est à l'union du tiers inférieur et du tiers moyen que le tibia offre son minimum d'épaisseur, et que, les proportions de tissu compact et de tissu spongieux étant là ce qu'elles sont ailleurs, il s'ensuit que c'est là véritablement le point le plus faible de l'os. A cet endroit, l'os perd la forme prismatique et triangulaire qu'il possède nettement au-dessus, pour devenir cylindrique. Or, la mécanique démontrerait que, à surfaces de section égales de deux corps solides homogènes, l'un de forme triangulaire, l'autre de forme circulaire, c'est ce dernier qui offre la plus faible résistance. Fayel et Duret ont cru trouver dans la texture de l'os la raison de ce siège fréquent des fractures du tibia. Ces auteurs ont remarqué que le tissu spongieux du tibia était formé de deux systèmes de colonnes verticales, entièrement indépendantes. Ces deux systèmes occupent, l'un les deux tiers supérieurs de l'os, l'autre le tiers inférieur. Le point faible de l'os se trouve situé à la rencontre de ces deux systèmes, c'est-à-dire à l'union du tiers inférieur et du tiers moyen. On trouve là d'ailleurs une corrélation parfaite avec ce que nous avons observé lors de nos recherches anatomiques; en se reportant à la radiographie des coupes du tibia faites à des hauteurs différentes, on pourra se rendre compte que c'est bien là le point le plus mince de l'os, donc, à priori, le plus fragile.

D'après l'excellente étude de Charpy sur la résistance des os longs et le mécanisme de leurs fractures, on voit que les lésions osseuses se produisent par quatre mécanismes : la torsion, la traction, la flexion, l'écrasement. Dans la fracture par coup de pied de cheval, deux modes restent à retenir : la flexion et l'écrasement; et de ces deux, la flexion est la plus fréquente dans la région diaphysaire. Le sabot, venant frapper l'os, détermine en ce point du tibia une dépression qui tend à exagérer la concavité antérieure de la diaphyse; la partie postérieure, au contraire, c'est-à-dire celle opposée au coup, devient convexe; il se produit un effort tendant à rapprocher les deux extrémités de l'os. Ces deux parties osseuses sont donc sollicitées par deux efforts différents. La partie convexe est en extension; la partie concave est en compression. Or, il est prouvé que l'os résiste mieux à la pression qu'à la traction; on verra donc au point convexe un trait de fracture; il se produira quand la limite d'élasticité sera atteinte.

3° Enfin, l'importance du traumatisme pourra être diminuée de par la résistance opposée au choc par les parties molles, les vêtements, etc.

Ainsi que nous l'avons montré au chapitre anatomo-

pathologique, les dégâts osseux peuvent se rapporter
à un petit nombre de types; des fractures expérimen-
tales faites à l'École vétérinaire de Lyon, sur un certain nombre de fémurs et de tibias de bœufs et de
chevaux, sont venues nous apporter quelques détails
sur le mode de production des fractures.

La fracture complète de la jambe, celle où les deux
os sont brisés, se trouve réalisée par des traumatismes extrêmement violents qui déterminent des fractures transversales complètes des deux os. La violence
du coup, son instantanéité, empêchent l'élasticité des
diverses parties osseuses d'entrer en jeu. La jambe du
cavalier, fixée à ses deux extrémités par l'adhérence
à la selle au niveau du genou d'une part, par les
étriers au niveau de l'extrémité inférieure d'autre
part, se trouve sollicitée par un brusque effort de
flexion agissant perpendiculairement à l'axe de la
diaphyse. La différence de résistance qu'opposent les
différentes parties de l'os au niveau du point frappé
est infime par rapport à la grandeur de la force, et le
trait de fracture observé aura une direction horizontale.

Dans quelques cas, la fracture du péroné peut être
secondaire; on pourra le voir dans nos observations;
elle se produit quand le blessé veut se relever et
essayer de marcher. Le mode de production est alors
différent de celui de la fracture tibiale. Pour le tibia,
la force s'était exercée horizontalement de la super-
ficie à la profondeur; pour le péroné, elle s'exerce de
haut en bas. Le poids du corps sera la cause de la
fracture.

C'est ainsi que s'expliquent les différences de niveau qui existent souvent entre les deux foyers de fracture, le foyer péronier et le foyer tibial. Néanmoins, la fracture des deux os par une cause directe existe; le trait de fracture est horizontal; la force qui le détermine, une ruade le plus souvent, est considérable.

La fracture d'un seul os porte toujours sur le tibia; relativement rares au cours des autres traumatismes, ces lésions comptent parmi les plus fréquentes déterminées par le coup de pied de cheval. Le tibia présente, en effet, une large surface sur laquelle peut frapper le sabot; cet os sera ainsi frappé directement, alors que le péroné, protégé par les parties molles, ne recevra que le contre-coup. Hamilton affirme que les fractures isolées de la diaphyse du tibia sont assez fréquemment transversales, ce qui est d'accord avec la règle générale d'après laquelle les violences indirectes produisent presque constamment des fractures obliques, et les violences directes, plus fréquemment, des fractures transversales. Dans le cas qui nous occupe, les fractures obliques, de même que les transversales, sont de cause directe.

De plus, alors que le péroné est relativement mobile, le tibia ne peut fuir devant le choc, que l'homme soit à pied ou à cheval. Si l'homme est à pied, le tibia se trouve fixé comme dans un étau entre deux forces, celle déterminée par les condyles fémoraux sur les plateaux tibiaux, et la force de réaction déterminée par l'astragale sur l'extrémité inférieure de l'os. Il ne pourra donc pas fuir sous le choc, et si la force est trop grande pour la résistance osseuse, il y aura rupture.

Si l'homme est à cheval, le tibia est peut-être un peu plus mobile, bien qu'il reste solidement fixé; la flexion brusque de la jambe sur la cuisse peut atté-. nuer dans une certaine mesure la force du choc, mais l'os n'en est pas moins très exposé. Lorsqu'il y a fracture, sa nature est déterminée par la nature de la force qui la produit; elle nécessite un gros effort. La force considérable brise le tibia, parfois le péroné; des expériences faites à l'École vétérinaire de Lyon nous ont permis de nous rendre compte qu'on déterminait, ou bien un trait transversal, quand la force portait normalement, ou bien un trait oblique, si la fracture suivait la ligne où se produisait l'effort de flexion. La ruade réalise parfaitement la violence nécessaire pour déterminer au niveau de l'os une solution de continuité.

Nous n'avons eu en vue jusqu'à maintenant que la pathogénie de la fracture simple; nous dirons quelques mots de la fracture exposée. Cette complication pourra survenir de dehors en dedans ou de dedans en dehors. De dehors en dedans, ce sera le traumatisme lui-même qui, en produisant la solution de continuité osseuse, occasionnera en même temps la plaie cutanée. La fracture par coup de pied de cheval est très souvent, et dès le début, une fracture ouverte; le fer agit comme un instrument contondant qui arrive très facilement à sectionner les tissus et à produire ces plaies que nous avons étudiées au chapitre précédent.

Mais la communication du foyer de fracture avec l'extérieur pourra aussi se faire de dedans en dehors. Les conditions nécessaires sont particulièrement réali-

sées dans la fracture oblique, où un des fragments
osseux, obéissant à une violence extrême, déchirera
les parties molles de la peau. C'est l'accident bien
connu, et que nous relations au début de notre travail,
qui arriva à Ambroise Paré. Il s'établit ainsi une plaie
cutanée, consécutive à la fracture, et due à l'issue au
dehors d'un des fragments.

En résumé, le coup de pied de cheval par ruade
détermine une lésion très importante de cause directe
ayant sur la diaphyse du tibia un effet qui est fonction de la force déployée, de la résistance opposée,
fonction aussi de la position du blessé (l'homme étant
à pied ou à cheval).

CHAPITRE V

Etude clinique.

Il pourra paraître superflu de refaire, à propos des fractures par coup de pied de cheval, une étude clinique des fractures de la jambe, qui sont des lésions communes, bien connues, décrites dans toutes les études sur les fractures. Il nous semble cependant nécessaire de séparer de l'ensemble les lésions par coup de pied, qui, suivant les conditions où le traumatisme est porté, déterminent des effets que nous jugeons utile d'étudier suivant un plan un peu particulier. Nous étudierons simultanément les fractures isolées, celles des deux os, qui, n'étant que des degrés d'une même lésion, ne peuvent se séparer. Nous grouperons en trois classes les différentes fractures de la diaphyse jambière. En effet, lorsqu'un malade entre à l'hôpital pour une telle lésion, trois alternatives peuvent se présenter :

1° Le déplacement est considérable, et les deux fragments se mobilisent facilement.

2° Le déplacement est marqué; les deux fragments sont mobiles; mais il faut rechercher cette mobilité, qui est limitée.

3° Le déplacement est nul; on ne sent que des mouvements de latéralité assez peu marqués.

1° Lorsque le déplacement est considérable, le cas
le plus grave est celui où une extrémité osseuse a fait
saillie à travers les téguments, ou bien celui dans
lequel la plaie faite par le sabot communique largement avec le foyer de fracture. Nous avons indiqué
plus haut les principaux caractères de cette plaie :
circulaire ou ovale, irrégulière, souvent anfractueuse et
déchiquetée, elle a saigné ou saigne encore abondamment quand on voit le blessé, ou bien laisse suinter un
liquide séro-sanguinolent. La jambe est gonflée, distendue par l'épanchement sanguin, qui, comme nous
l'avons dit, prend sa source dans le périoste déchiré,
à la surface des fragments, dans le canal médullaire.

Dans ce cas, qui est réalisé par un coup très violent, ayant porté sur la face interne du tibia, brisant
les deux os, la mobilité de la jambe est manifeste ;
les deux segments se meuvent facilement l'un sur
l'autre. La fracture est très grave, puisque, en dehors
de l'infection certaine, il y a à craindre l'embolie
graisseuse et l'hémorragie comme complications immédiates. Le cas le plus ordinaire est celui où le fragment
tibial supérieur fait saillie en avant et en dedans;
c'est lui qui perfore les téguments. Par suite de la
translation du fragment inférieur, attiré en haut, en
arrière et en dehors, il se forme un angle saillant au
niveau de la crête du tibia. Le talon est rapproché du
genou; le pied renversé, quelquefois en dedans, mais
en général en dehors; la jambe est raccourcie, et ce
raccourcissement peut atteindre 3 à 5 centimètres.
L'inclinaison du fragment inférieur a pour effet de
porter le pied dans l'extension, c'est-à-dire en équi-

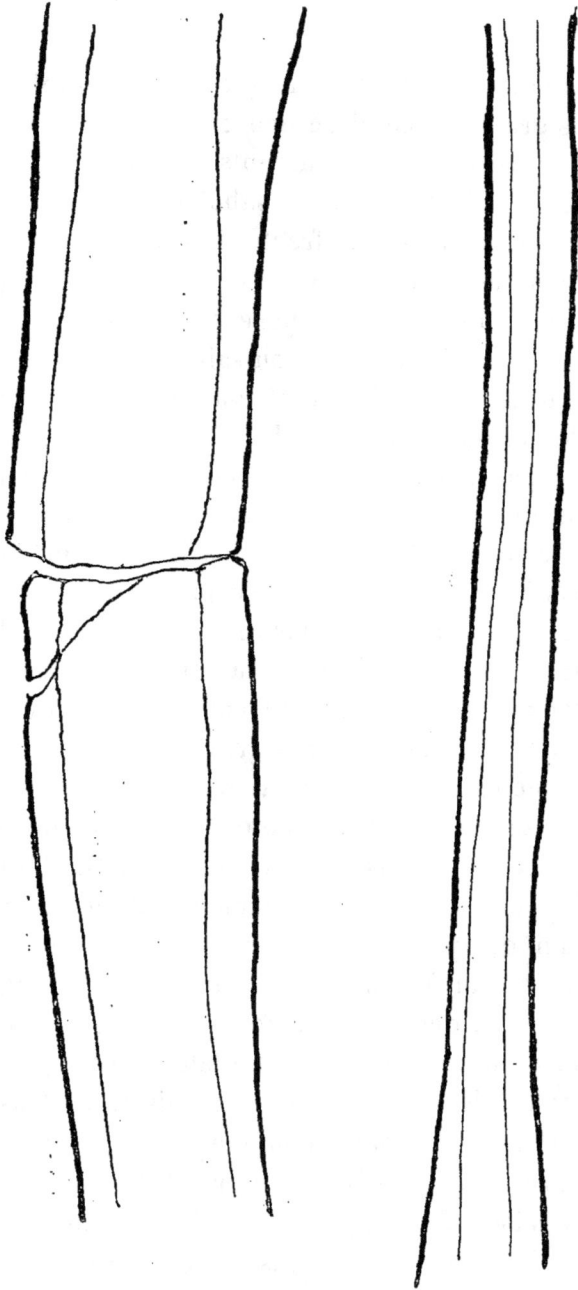

Fracture transversale du tibia sans déplacement.

nisme. Il va sans dire que l'importance fonctionnelle
est absolue; il est inutile de rechercher la crépitation
et la mobilité anormale, car le diagnostic saute aux yeux.

Nous n'insisterons pas par conséquent sur les signes
de ces fractures de jambe; ce sont ceux des fractures
en général; nous rappellerons cependant deux symp-
tômes qui sont classiques lorsqu'il s'agit de cette
région. Ce sont d'abord les soubresauts des tendons,
se produisant surtout la nuit et réveillant le malade;
ils constituent le signe de Malgaigne. En second lieu,
les phlyctènes sanguines ou séro-sanguinolentes, appa-
raissant au niveau ou à une certaine distance de la
fracture; elles constituent le signe de Chassaignac.
Brulard, dans sa thèse (Paris, 1882), leur a consacré
une longue étude. Elles apparaissent, en général, dans
les vingt-quatre heures qui suivent l'accident; elles
occupent la face antéro-interne du tibia, sont limitées
au niveau du foyer traumatique ou s'étendent dans les
régions voisines. Au bout d'une semaine environ, la
phlyctène s'affaisse et se dessèche par résorption du
liquide qu'elle renferme. Tillaux et Brulard attribuent
leur présence à un trouble de la circulation de la peau,
distendue par l'épanchement sanguin qui entoure le
foyer de la fracture.

Ajoutons encore, au point de vue des signes cliniques, que les délabrements musculaires sont considérables et que, en cas d'amputation, il faudra, pour
avoir un bon lambeau, faire son tracé d'incision au-
dessus du genou pour une lésion de la partie moyenne
de la jambe.

Il est d'autres fractures à grand déplacement où il

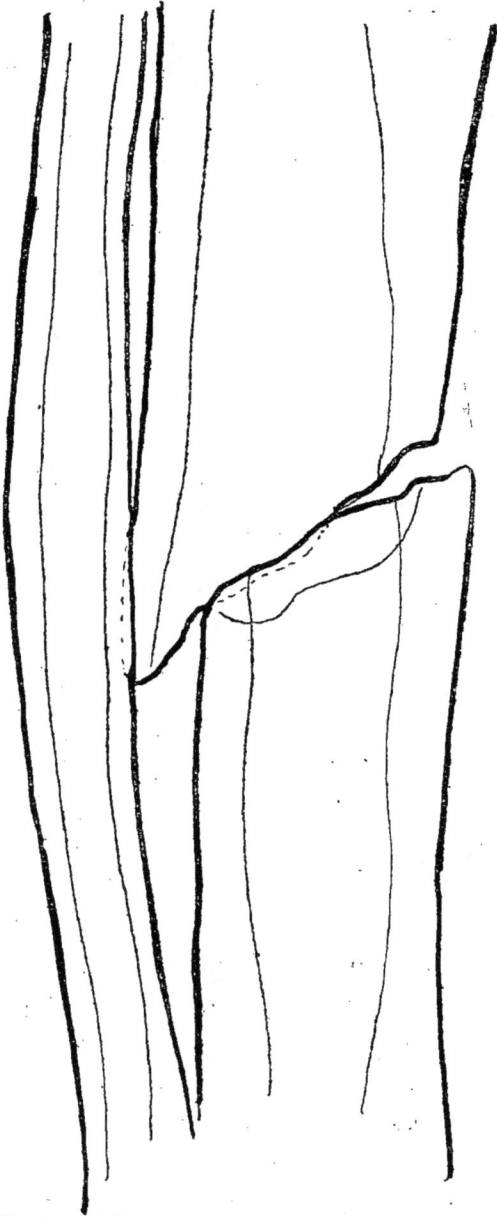

Fracture oblique du tibia avec déplacement moyen.

n'y a pas de plaie cutanée ; le choc du fer a laissé une simple ecchymose, bien que le coup ait été assez violent pour briser les deux os. La fracture généralement observée est une fracture transversale. Le coup a porté sur la face externe, ou plus souvent sur la face interne du tibia ; la fracture du péroné, dans le premier cas, a été primitive ; dans le deuxième cas, elle a été secondaire et s'est produite lorsque le blessé a voulu se relever.

Si les désordres superficiels sont peu marqués, il n'en est pas de même des troubles profonds. Il y a une véritable dilacération des plans musculaires par le choc, par l'hémorragie. C'est là que les pseudarthroses, les interpositions musculaires, seront fréquentes. Les signes cliniques seront la douleur très marquée, irradiée à tout le membre ; la mobilité excessivement forte, la crépitation qui résulte du frottement des surfaces osseuses se déplaçant l'une sur l'autre. Nous conseillons d'éviter la recherche de ces deux signes dans les fractures à grand déplacement ; ils sont inutiles pour poser le diagnostic, font souffrir le malade et causent toujours le risque de faciliter les complications ultérieures. La douleur nocturne qui réveille les malades est encore un bon signe clinique.

Dans ces deux cas, fractures ouvertes et fractures fermées à grand déplacement, il faudra toujours faire l'examen radioscopique ou radiographique ; on notera le plus souvent le trait de fracture transversal des deux os, réalisant la double fracture en rave ; ou bien le trait transversal pour le tibia et un trait plus ou moins oblique pour le péroné rompu secondairement. Le raccourcissement, la déviation angulaire, ainsi que

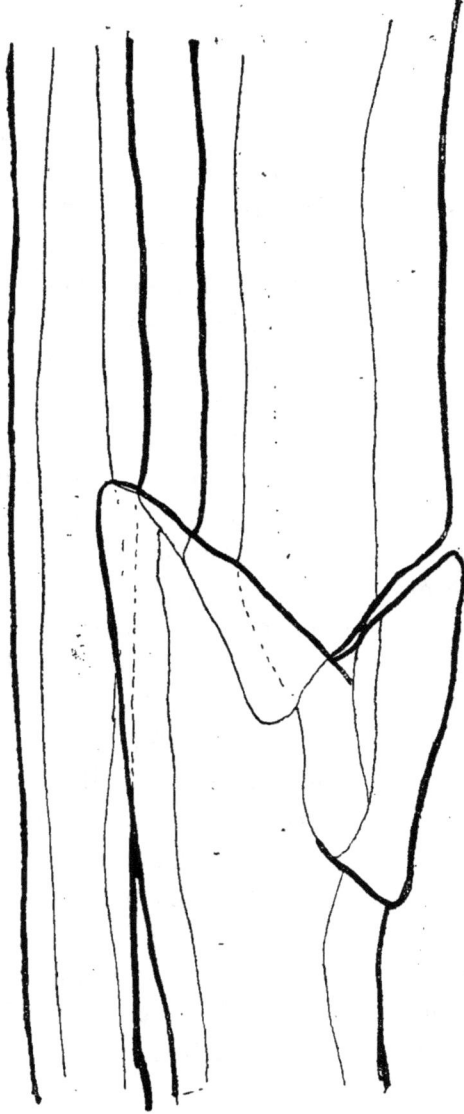

Fracture oblique du tibia avec engrènement des fragments.

nous le disions plus haut, seront très marqués, et
c'est là un point important à noter. Si, dès le début, en
effet, on ne parvient pas à les corriger, on condamne
le malade à boiter pour toujours.

2° Lorsque le déplacement reste marqué, mais sans
mobilité excessive des deux fragments osseux l'un sur
l'autre, nous pouvons être en présence, ainsi que le
montre la radiographie, soit d'une fracture des deux
os, soit d'une simple fracture du tibia. S'il y a fracture des deux os, on observe en général un trait de
fracture différent du trait horizontal que nous venons
de décrire; la fracture du tibia est oblique, et la lésion
du péroné s'est produite ici encore consécutivement.

Les fragments du péroné se mobilisent l'un sur l'autre, mais les fragments tibiaux opposent une certaine
résistance, parfois même s'engrènent, faisant éclater
l'extrémité supérieure du fragment inférieur. Le trait
de fracture est taillé en biseau; il y a du chevauchement des deux fragments l'un sur l'autre, et la mobilité ne peut s'exercer dans tous les sens, comme dans
le cas précédent. Au cours de cette lésion, il est fréquent de voir, lorsque la fracture est oblique en avant,
en bas et en dedans, comme dans la variété la plus
fréquente, le fragment supérieur venir faire saillie à
travers les téguments, sans les perforer. On le sent
facilement, en palpant doucement la jambe; un effleu-
rage léger, pendant cette recherche, atténuera beaucoup la douleur.

On observe parfois dans cette fracture des lésions
cutanées graves, produites de dedans en dehors par
le fragment supérieur qui glisse sur l'inférieur et vient

perforer la peau. C'est une complication qu'on note
souvent secondairement lorsque le malade fait des
efforts pour se relever.

La fracture isolée de la diaphyse tibiale, avec intégrité du péroné, est d'observation courante dans les
traumatismes par coup de pied de cheval. Cette fracture oblique s'accompagne de raccourcissement du
membre, de chevauchement des fragments et se com-
plique facilement, si le membre n'est pas prompte-
ment immobilisé. Lorsqu'on examine le malade aussitôt après le traumatisme, qu'on le porte avec précau-
tion, qu'on lui évite tout mouvement, et surtout qu'on
l'empêche de faire des efforts pour se relever, on
observe très souvent une fracture isolée du tibia. Nous
insistons donc sur ce point, que la fracture isolée de
la diaphyse tibiale, considérée comme rare par les
auteurs, étudiée par Buffet-Delmas dans sa thèse, s'observe souvent par coup de pied de cheval. Dans presque
tous les cas où nous avons noté une lésion des deux
os, il s'agissait de blessés qui avaient fait un effort pour
se relever; l'un d'entre eux même avait essayé de remonter à cheval. On comprend que le péroné se rompe
par suite de sa faiblesse à soutenir le poids du corps,
aggravant ainsi le pronostic de la fracture.

Tant qu'elle reste unique, la fracture de la diaphyse tibiale a un déplacement limité; les surfaces ne
jouent pas l'une sur l'autre; le péroné forme attelle et
diminue les deux facteurs de gravité, qui sont le raccourcissement et la déviation angulaire. La fracture
oblique isolée du tibia constitue la lésion type de la
fracture avec déplacement moyen. Les signes clini-

ques : mobilité anormale, crépitation, sont moins nets
que dans le cas précédent; la déviation de l'axe de
la jambe est moins marquée; la solide union du tibia
el du péroné, réalisée plutôt par les ligaments péronéo-tibiaux que par le ligament interosseux, a une
influence favorable sur l'évolution et la nature des
dégâts osseux. Le trait de fracture est en général oblique en bas et en dehors; tantôt les deux fragments
restent en regard, tout en étant légèrement déviés;
tantôt il y a pénétration d'un des fragments par l'autre. En tous les cas, le membre est raccourci; la
mobilité anormale facile à mettre en évidence, la crépitation déterminée par le contact des surfaces osseuses quand les fragments ne sont pas engrenés, constituent autant de signes cliniques sur lesquels se base
le diagnostic. Mais c'est la recherche de la douleur
qui permettra au clinicien d'apprécier justement les
dégâts. Le point douloureux à la pression reste bien
localisé sur le tibia; le péroné se laisse palper facilement, et à aucun moment on ne détermine en l'examinant la douleur exquise qu'accuse le malade lorsqu'on vient à mettre le doigt sur le foyer de fracture.

Le pronostic, dans ces fractures, dépendra de leur
traitement; il est nécessaire d'obtenir une bonne réduction si l'on veut éviter le raccourcissement et une boiterie définitive. Là plus qu'ailleurs, il sera nécessaire de faire radiographier le membre blessé avant
la réduction, pour se rendre compte de la position
exacte des fragments et de la forme du trait de fracture; après la réduction, pour voir le résultat auquel
on est arrivé.

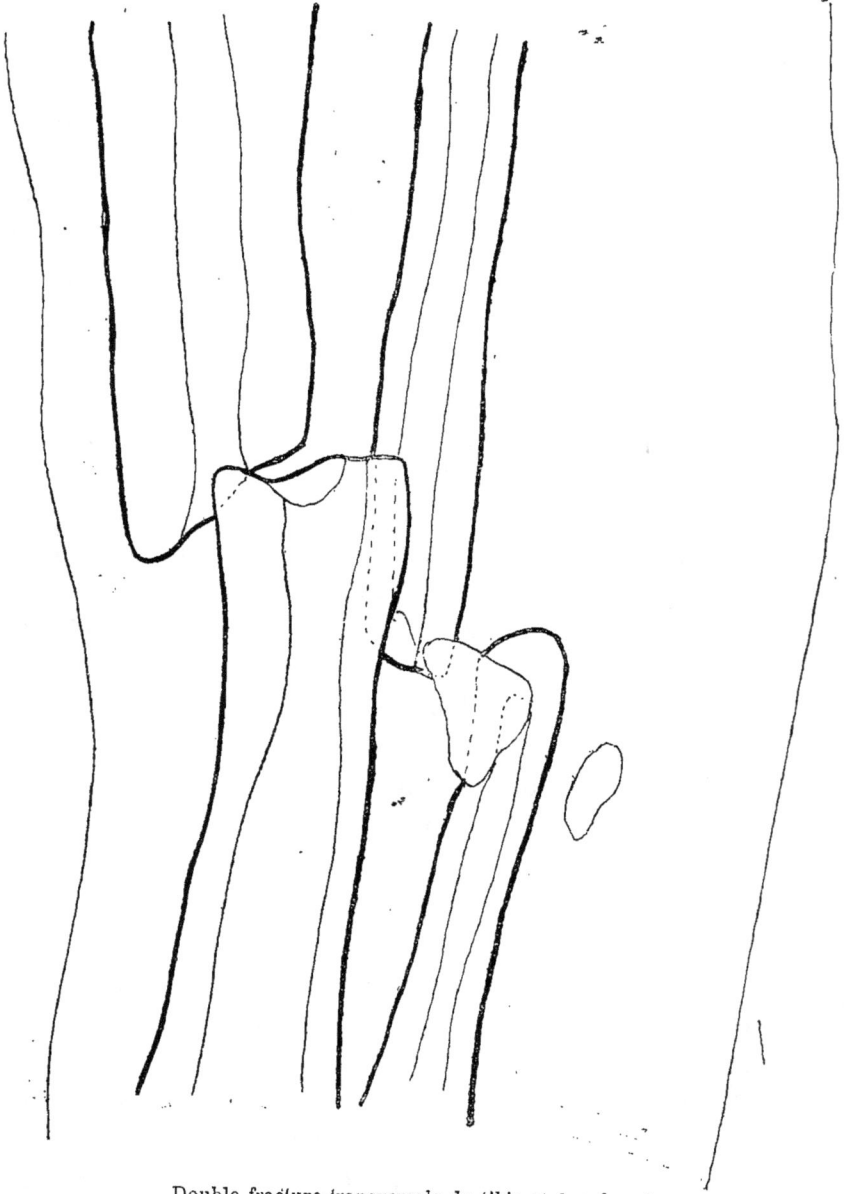

Double fracture transversale du tibia et du péroné.

3° Lorsque le déplacement est nul, c'est le degré minimum de la fracture. La solution de continuité est complète, mais l'os solidement maintenu, soit par les parties molles voisines, soit par l'engrènement des fragments, ne se mobilise pas. C'est dans ce cas qu'il faut éviter les manœuvres brusques, qui auraient pour effet de détruire les adhérences qui existent encore entre les fragments osseux. Ce sont là des malades qu'il faudra remuer avec de grandes précautions, et la radiographie sera le seul moyen de diagnostic auquel il faudra avoir recours; elle seule pourra aider à faire le diagnostic entre ces fractures fermées et d'autres lésions importantes, produites par le même traumatisme, les fissures et les fêlures. En laissant les surfaces osseuses en contact, la consolidation se fera rapidement en bonne position; on n'aura pas à craindre les pseudarthroses provenant d'interpositions musculaires; l'axe de la jambe ne subira aucune déformation, et le cal ne risquera pas d'être exubérant.

Ces fractures d'un seul os sont des fractures qu'il faut respecter, ne pas chercher la mobilité ou la crépitation, ou du moins le faire avec beaucoup de précautions, sous peine de perdre tout l'avantage du déplacement nul. Pour compléter le diagnostic, il faudra toujours avoir soin de palper la crête tibiale. Le plus souvent, le doigt arrivera à sentir une légère inégalité et percevra en même temps un ressaut douloureux au niveau du point fracturé. Si on appuie légèrement, on réveillera en ce point bien limité une douleur exquise.

On peut voir par cet ensemble clinique toute l'im-

portance du déplacement, qui est le principal facteur
de gravité de la fracture. La lésion même primitive
pourra évoluer vers une forme grave ou rester facilement
curable, suivant que le blessé aura ou non cherché à
se relever, à rester debout. Nous attachons une grande
importance à cette mobilisation immédiate, fréquente,
d'un membre fracturé, par un cavalier qui veut se
remettre en selle, ou attendre, en essayant de marcher ou de se tenir debout, qu'on vienne lui porter
secours. Au traumatisme primitif vient s'en ajouter
un second, dont la gravité dépasse souvent celle de la
lésion première. Au cours de nos observations, nous
avons plusieurs fois noté ce fait : chaque fois, la lésion
pour laquelle il a fallu intervenir était sérieuse.

En résumé, ces trois aspects cliniques des fractures
de jambe répondent bien à la réalité des faits qu'on
observe :

Dans le premier cas, le membre est ballant, raccourci, dévié; à l'endroit où a porté le traumatisme,
il y a un véritable coup de hache; le raccourcissement
et la déviation angulaire y sont la règle.

Dans le deuxième cas, qui réalise la fracture classique, la mobilité est relative et l'étendue des mouvements peu marquée.

Le troisième groupe des fractures, sans déplacement, a été bien individualisé par les vérifications
radiographiques. Il y a solution de continuité de la
diaphyse sans séparation des surfaces en regard, par
conséquent sans déviation et sans raccourcissement.

CHAPITRE VI

Complications.

Un des points les plus importants de l'étude des
fractures de jambe par coup de pied de cheval, en
dehors de leur mode de production et de leur aspect
clinique, que nous croyons avoir suffisamment étudiés,
est la fréquence, la multiplicité des complications
qu'elles présentent à toutes les époques de leur évolution. On les observe, soit immédiatement à la suite du
traumatisme, soit pendant la période de réparation
osseuse, ou bien encore à longue échéance, et elles font
de ces blessés des infirmes, dont la situation militaire
se règle par la réforme avec pension, proportionnée à
l'incapacité fonctionnelle, parfois définitive. Ce sont
ces complications dont nous nous proposons de faire
une étude détaillée, en examinant leur mode de production, les signes qui permettent de les dépister et
les moyens de les prévenir.

La plaie cutanée déterminée par le choc du sabot
est de toutes les complications la plus fréquente. Nous
y avons déjà insisté, et nous voudrions bien montrer
l'importance de ce foyer infectieux toujours souillé au
voisinage d'une diaphyse rompue. C'est par cette solution de continuité des tissus que viendront pénétrer

les germes pathogènes, si l'on n'a pas soin de faire
une désinfection immédiate et complète de ce foyer.
Abandonnées à elles-mêmes, les complications infec-
tieuses qu'on pourra voir survenir à la jambe dépen-
dront des rapports de la plaie avec le foyer de fracture.

1° La plaie ne communique pas avec le foyer de
fracture. C'est le cas le plus favorable; les deux lésions
évoluent séparément. La plaie cutanée, anfractueuse,
poussant des prolongements souvent fort loin dans le
tissu cellulaire, pourra déterminer des lymphangites,
parfois même des phlegmons de la jambe, dont l'évolution présente toujours des craintes plus sérieuses
sur un membre brisé. Ces complications amèneront
toujours une certaine gêne dans le traitement de la
fracture, et on comprend tout l'intérêt qu'il y a à
traiter immédiatement la plaie cutanée, dont la cicatrisation pourra se faire plus rapidement.

2° Lorsque la plaie communique avec le foyer de
fracture, la complication est tout autre. On a affaire
à une fracture ouverte, et le seul traitement qui puisse
convenir est la désinfection large et complète de tout
le foyer purulent. C'est une fracture compliquée, dont
le pronostic doit toujours être réservé. Dans tous les
cas, il n'est pas toujours facile de déterminer exactement les rapports qui existent entre le foyer de fracture et la plaie cutanée, et c'est là une difficulté de
plus dans le diagnostic exact de la fracture. C'est lorsque ces rapports ont été méconnus, que nous avons
vu survenir les complications suraiguës; car, alors
qu'on pensait avoir affaire à une simple plaie cutanée,

on se trouvait en réalité en présence d'une fracture
ouverte déjà infectée, et dont la désinfection première
n'avait pas été suffisante. Dans toute fracture par coup
de pied de cheval avec plaie cutanée, c'est sur ce
point qu'à notre avis, devra se porter toute l'attention
du clinicien, et c'est la connaissance exacte des rapports des deux lésions qui devra guider dans la conduite à tenir et dans le traitement à appliquer.

Nous voyons donc dans ces lésions par coup de pied
une différence bien établie entre les fractures avec
plaie qui ont une entité spéciale, et les fractures sans
plaie, dont les complications sont celles des autres
fractures, et bien décrites dans tous les traités. Nous
les résumerons rapidement.

Les ulcérations ou les sections vasculaires, principa-
lement celles qui intéressent l'artère tibiale antérieure,
seront facilement dépistées par l'examen de la portion
périphérique du vaisseau. La recherche de la sensibilité cutanée permettra de même de se rendre compte
de l'intégrité des nerfs sciatiques.

Les complications vasculaires varient suivant de
nombreuses modalités. Outre les épanchements de
sang qui sont habituels dans toutes les fractures,
il peut y avoir de grands extravasats, constituant des
infiltrations diffuses qui dissèquent les muscles, ou des
hématomes limités. Ils s'accompagnent souvent d'ecchymoses ou de phlyctènes, d'élévation thermique.
Leur influence est fâcheuse sur la peau, dont ils com-
promettent la vitalité, sur les vaisseaux qu'ils peuvent
comprimer, sur la consolidation qu'ils retardent. Si
les artères principales ont été lésées, l'épanchement

revêtira le type et présentera la forme des anévrismes faux primitifs.

Il est facile d'expliquer la fréquence de ces lésions à la jambe, où les vaisseaux sont en rapport étroit avec les os, surtout dans les fractures par cause directe, comme le sont celles que nous étudions.

Les muscles et l'aponévrose peuvent aussi être intéressés par le traumatisme primitif et donner lieu par la suite à des hernies musculaires ou à des raideurs de la jambe. M. le médecin-inspecteur Mignon cite le cas d'un blessé avec hernie du jambier antérieur, chez qui la tuméfaction musculaire, de la grosseur d'une noisette, disparaissait au moment de la contraction pour laisser percevoir la faille aponévrotique.

Les articulations voisines du traumatisme ont pu, elles aussi, être intéressées, et souvent, chez des malades présentant des fractures de la diaphyse, nous avons pu noter un épanchement rotulien assez abondant. C'est là d'ailleurs un fait bien connu et dont la pathogénie a été diversement expliquée. Cette hydarthrose doit être attribuée au retentissement du traumatisme initial sur l'articulation qu'il a plus ou moins violentée. Quelquefois elle ne se rencontre que dans les premiers essais de marche; c'est alors une hydarthrose fonctionnelle.

Nous terminerons ces complications immédiates par la fracture ouverte classique, où un des fragments vient embrocher les téguments et faire largement saillie à l'extérieur. Le traitement et le pronostic de cette lésion doivent être très réservés. L'infection, en effet,

ne se borne 'pas aux téguments et aux parties molles;
elle touche la portion la plus noble de l'os, la moelle,
et on assiste au développement d'une ostéomyélite aiguë
grave, qui, même guérie, est susceptible de séquelles
lointaines, constituant les vieux foyers ostéomyélitiques,
dont le réchauffement est d'observation courante.

A côté de ces fractures, où s'observe une porte
ouverte à l'infection, il en est d'autres où les téguments n'ont subi aucune modification et où ces complications immédiates septiques ne sont pas à redouter.
L'évolution de ces fractures n'en est cependant pas
pour cela toujours simple ; une des grosses difficultés
en face desquelles on se trouve est constituée par l'irréductibilité de la fracture. Il s'ensuivra forcément
une consolidation vicieuse ; nous en trouvons un
exemple typique dans le *Bulletin de la Société de chirurgie de Lyon* (juillet 1903) : « Il s'agissait d'un jeune
soldat atteint, à la suite d'un coup de pied de cheval,
d'une fracture des deux os de la jambe au tiers inférieur. Ce malade était envoyé à l'hôpital militaire pour
retard et vice de consolidation. La radiographie mon-
trait que le fragment supérieur du péroné s'était soudé
au fragment inférieur du tibia, les autres fragments
étant libres et flottants. La marche était impossible.
Après avoir, à deux reprises différentes, essayé la
réduction sans anesthésie, on fit l'intervention sanglante : libération et mise en place des fragments;
enchevillement du tibia et ligature au fil d'argent. »
L'irréductibilité est une complication relativement
fréquente, faisant des fractures obliques du tibia des
lésions difficilement curables.

La longue période de réparation osseuse est elle-même compliquée de phénomènes qui viennent compromettre le bon fonctionnement ultérieur du membre, suivant la façon dont se fait la consolidation. La formation du cal donne lieu à des désordres anatomiques, soit qu'il s'agisse d'une réaction trop vive du périoste, donnant un cal exubérant; ou que, au contraire, le périoste ne réalise pas la soudure désirée et laisse les deux surfaces juxtaposées, mais non réunies. Lorsque le cal est exubérant, il vient souvent, par son volume, écarter les masses musculaires, refouler les vaisseaux, englober les filets nerveux, déterminant des douleurs rebelles et continues, dont la gravité et la ténacité sont parfois des indications opératoires pour la régularisation du cal. L'espace interosseux peut être comblé par cette nouvelle formation osseuse; on a même observé des soudures des deux os, venant troubler la physiologie normale des mouvements d'extension et de flexion de la jambe sur le pied. Dans un autre ordre de faits, le développement du cal vers l'extérieur peut amener une déformation de l'aspect de la jambe et la formation de bourses séreuses entre les téguments et lui.

Néanmoins, ces cas de cals exubérants ne diminuent pas la capacité fonctionnelle de la jambe et constituent des complications moindres que les cas où la soudure ne se fait pas.

Lorsque, au bout de 30 à 40 jours après une bonne réduction, on sort le membre traumatisé de l'appareil de contention où il a été maintenu, et qu'on observe une mobilité exagérée des deux fragments l'un sur

l'autre, la consolidation ne s'est pas faite. On se
trouve en présence d'une complication difficile à traiter : la pseudarthrose.

L'étude de ces pseudarthroses a suscité de nombreux travaux, et dernièrement encore Barbet lui
consacrait un assez long mémoire dans la *Revue de
chirurgie*. M. le professeur Mignon a bien montré
que ces sortes de complications pouvaient se résumer
en deux grandes catégories :

1° Celles où la consolidation ne se fait pas parce
qu'il y a une interposition musculaire qui vient l'empêcher;

2° Celles où le processus de réparation n'aboutit
pas, sans qu'on puisse incriminer de raisons plausi-
bles.

Le voisinage des muscles qui s'insèrent sur la face
externe et sur la face postérieure du tibia permet
d'expliquer facilement les interpositions musculaires;
il en est de même pour le péroné. Au cours des
manœuvres de réduction, on mobilise des faisceaux
musculaires qui viennent se placer entre les deux surfaces osseuses, et la consolidation, au lieu de se faire
rapidement, traîne en longueur, parfois même ne se
fait pas. On intervient alors et on se rend compte que
si les deux os ne se sont pas coaptés, c'est qu'il y avait
un faisceau musculaire, parfois même un faisceau
fibreux, interposé entre les deux fragments.

A côté de ces pseudarthroses par interposition musculaire, il en est par absence de cicatrisation. M. le
professeur Mignon cite dans ses cliniques du Val-de-
Grâce un cas où il put observer les deux variétés : du

côté du tibia, il y avait un engrènement fibreux sans production osseuse; du côté du péroné, une interposition musculaire.

La lenteur ou l'absence de cicatrisation constitue deux degrés d'un même phénomène : le trouble de l'ossification. La réparation osseuse ne se fait pas plus vite que la réparation cutanée, et si les plaies sont superficielles, sont longues à guérir, les lésions osseuses n'aboutissent guère plus vite à la soudure complète. Les appareils de contention devront être laissés plus longtemps; la marche sans appareil devra être fort prudente, car des troubles osseux sont encore à craindre. L'os ainsi reformé n'acquiert que très lentement sa solidité primitive, et il peut se briser de nouveau sous l'influence d'un traumatisme même peu important. Dans l'observation V, le blessé eut une nouvelle fracture au même niveau que la première, en faisant une chute sur le parquet; dans l'observation I, une fêlure se produisit au cours d'une séance de mécanothérapie.

La gravité des fractures de jambe en général, et des fractures par coup de pied de cheval en particulier, se révèle encore par les complications lointaines qu'on voit survenir même lorsque la jambe paraît consolidée. Si la réduction n'a pas été parfaite, il y aura mauvaise soudure des os, et consécutivement des déviations qui pourront revêtir plusieurs types.

Un déplacement assez commun est le déplacement latéral, caractérisé par le déjettement en dehors des fragments inférieurs du tibia et du péroné. S'il existe une simple déformation dite « en baïonnette », seul

l'aspect du membre sera changé; il n'y aura pas
d'impotence; la marche sera facile. Au contraire,
une déformation autrement grave pour la fonction de
la jambe est la déviation angulaire des fragments inférieurs; dans ce cas, l'aplomb du membre est perdu;
la marche devient pénible. D'où l'indication formelle
de s'assurer que le fragment inférieur de la fracture
n'est incliné ni en dehors ni en dedans.

Dans les fractures de la partie moyenne du tibia et
du péroné, on peut encore voir un déplacement
angulo-postérieur; il se traduit après la consolidation
par une concavité antérieure du segment du membre;
le blessé a une jambe arquée.

Souvent, lorsqu'il veut pour la première fois se servir de son membre, on voit ce dernier se gonfler,
devenir bleuâtre et cyanosé; l'œdème apparaît bientôt et persiste; il y a des fourmillements. Ce sont
des facteurs importants de l'impotence fonctionnelle
du membre, même longtemps après la réunion des
extrémités osseuses. S'ils sont en rapport avec l'immobilisation du membre, comme le voulait Malgaigne, ils sont aussi causés par la perturbation
produite dans l'innervation, la vascularisation du
périoste et de l'os, par les désordres apportés à la
fonction de la moelle osseuse, puisqu'on les observe
aussi bien dans les petites contusions qui ne sont
jamais immobilisées complètement que dans les fractures.

Chez un grand nombre de blessés, il existe de l'hy-
peresthésie, aussi bien sur le territoire des nerfs de la
face antérieure que de la face postérieure de la jambe,

et des plaques disséminées d'insensibilité, sans qu'il puisse être question d'hystéro-traumatisme.

Les troubles trophiques au niveau de la jambe ou au voisinage sont intéressants à noter. « La peau est lisse, rosée par places, violacée dans d'autres; froide et humide, comme si la circulation nerveuse était suspendue à l'extrémité du membre. Ce sont là des désordres graves, capables de se prolonger longtemps, sinon même de demeurer incurables. Le système pileux prolifère; les téguments changent de coloration; l'hyperhydrose est plus ou moins permanente[1]. »

Les veines vont aussi « supporter le contre-coup des fractures ». Elles deviennent variqueuses et forment à la partie inférieure de la jambe, sur le trajet de la saphène interne, de grosses traînées et bosselures, au niveau desquelles la peau s'amincit et se pigmente. On pourra, chez les vieux fracturés, trouver toutes les complications des varices, depuis l'empâtement chronique du tissu cellulaire jusqu'à l'ulcère variqueux à répétition.

L'atrophie musculaire est vite marquée, et dans les cas graves on note une véritable fonte du mollet. On assiste à une déchéance organique de la jambe, et ce n'est que progressivement et quelquefois après de longs mois de traitement que les muscles récupèrent leur vitalité. Notons encore la rétraction parfois considérable du triceps sural avec équinisme consécutif, qui peut se rencontrer chez des blessés longtemps immobilisés en extension.

1. Mignon, loco cit.

On peut observer, au cours de la convalescence, une aponévrosite plantaire, se traduisant par une aponévrose épaisse, indurée, tendue dans son tiers interne, avec un ou plusieurs nodules fibreux douloureux à la pression (Chalier). Cette complication rare guérit en général par le seul repos; elle a quelquefois nécessité l'aponévrectomie (Lederrhose, Jaboulay).

Les arthropathies juxta-articulaires, se traduisant par des raideurs, de la gêne de l'extension du pied sur la jambe, des épaississements de la synoviale allant jusqu'à l'arthrite sèche, contribuent à ajouter à l'impotence fonctionnelle du membre fracturé.

On peut donc voir, par cette étude rapide, toute la gravité des fractures de jambe. Les complications y sont à redouter à toutes les périodes, et si celles du début, septiques ou non, sont susceptibles d'un traitement immédiat, il n'en est plus de même des complications à distance, où la chirurgie est souvent impuissante à réparer les dégâts qu'a causés le traumatisme.

CHAPITRE VII

Pronostic.

Nous serons bref sur le pronostic : l'étude anatomo-pathologique et clinique que nous avons faite
des lésions produites à la jambe par le coup de pied
de cheval, de même que l'étude des complications,
nous permettent de préjuger déjà du pronostic. Nous
l'étudierons successivement dans les fractures ouvertes, dans les fractures avec plaie et dans les fractures
fermées.

Dans les fractures ouvertes, le pronostic variera
suivant que l'infection aura eu ou non le temps de
se produire. Nous avons étudié en détail l'anatomie
pathologique de la fracture ouverte; par la solution
de continuité des téguments, l'os fait saillie à l'extérieur, et cette porte d'entrée ouverte par le traumatisme, avec en plus la rupture osseuse, seront des
conditions suffisantes pour favoriser l'évolution des
agents septiques. D'où la nécessité d'une intervention,
qui, même rapide et énergique, ne permettra pas toujours de porter un bon pronostic.

Dans certains cas, on sera intervenu suffisamment tôt
pour prévenir l'infection; néanmoins, la fracture reste
grave. La plaie, alors même que les germes n'aient pas

eu le temps de pulluler, aggrave le pronostic de la
fracture, et en face de cette variété, on devra toujours
être fort réservé sur l'évolution, car la guérison est
très lente. De plus, les grands délabrements ne sont
pas rares, et il faut souvent peu de chose pour trans-
former cette fracture en la variété précédente.

Que dire maintenant des fractures avec plaie, qui
sont la majorité? Si celle-ci communique avec le
foyer, c'est en somme une fracture ouverte; le pronostic en est le même. Si l'on n'a pas fait immédiatement
une désinfection sérieuse du foyer, les microbes nombreux pullulent dans cette plaie anfractueuse, déterminant de la lymphangite autour de la lésion primitive,
et l'hématome qui se forme s'infecte aussitôt. Les
germes redoutables de la suppuration trouvent là un
milieu, une température optima, et en quelques heures
se trouve constitué un phlegmon grave; la moelle
osseuse s'infecte, et tout le membre atteint est voué à
une perte irréparable. A notre avis, on ne saurait trop
insister sur la gravité du pronostic; c'est le tableau
impressionnant du phlegmon diffus suraigu à marche
rapide, qui devra toujours se présenter à l'esprit du
praticien, en face d'une plaie accompagnant une fracture par coup de pied de cheval.

Dans les fractures où la plaie ne communique pas
avec le foyer, le pronostic est meilleur, mais le danger de voir l'hématome s'infecter n'en persiste pas
moins, bien qu'atténué.

La fracture fermée est la moins grave de toutes ces
lésions, et cependant, là encore, il faut être bien cir-
conspect. Nous n'aurons sans doute pas toutes les

complications qui faisaient la gravité des fractures ouvertes, infectées ou non ; mais il y a d'autres suites immédiates ou lointaines, que nous avons étudiées au chapitre précédent et qui devront rendre le chirurgien très prudent, lorsqu'il aura à se prononcer sur les conséquences d'une fracture fermée. Il sera facile, par ces complications, de connaître les éléments du pronostic. Ce qui doit avant tout préoccuper le chirurgien, c'est la question de l'incapacité fonctionnelle ultérieure. Qu'une fracture simple ait été mal réduite et par suite mal consolidée, il pourra s'ensuivre une boiterie définitive par raccourcissement du tibia, ou une impotence plus grande encore, si cet os est dévié, coudé sur lui-même.

Si la réduction de la fracture a été laborieuse, il faudra toujours craindre la pseudarthrose, qui est une des plus graves complications pouvant atteindre un membre fracturé. En tous cas, il ne faut jamais oublier de faire pressentir au malade toutes les complications qui peuvent survenir et l'impotence qui peut s'ensuivre.

En somme, pour tout malade ayant une fracture de jambe par coup de pied de cheval, on émettra un pronostic grave, étant données la fréquence et la multiplicité des complications, et on aura toujours à l'esprit cette phrase d'Ambroise Paré : « Et où le chirurgien verra la fracture douteuse, il doit plutôt décliner *ad periculum quam ad securitatem;* car si le malade réchappe, ce luy sera plus grand honneur que s'il avait dit qu'il deust en être guery, et puis il en mourût. »

CHAPITRE VIII

Diagnostic.

Les cas sont nombreux où le diagnostic d'une fracture de jambe peut être fait immédiatement par la simple inspection : c'est lorsqu'il y a un déplacement notable.

S'il n'existe aucun déplacement, il faudra procéder à un examen méthodique, qui permettra d'arriver à des conclusions précises. L'interrogatoire du blessé pourra apporter quelques renseignements utiles ; il faut sans doute attacher peu d'importance au craquement qu'il aura pu percevoir ; ce qui est plus important, c'est de se renseigner sur les conditions dans lesquelles le traumatisme s'est produit, quelle situation l'homme occupait par rapport au cheval.

L'inspection révélera ici le plus souvent une déviation de l'axe de la jambe, enflée, œdématiée, présentant parfois une ecchymose ou des phlyctènes qu'on n'observe guère cependant à la période de début. L'exploration du tibia, de la crête en particulier, permettra de déterminer au siège de la lésion une douleur fixe, dont l'intensité ne change pas au cours de l'examen.

Dans certains cas, il sera facile de sentir une petite

encoche sur la crête tibiale, bien que la recherche
en soit parfois rendue difficile par la distension des
tissus voisins. Tous ces signes permettront de présumer de la fracture; on pourra rechercher la crépitation et la mobilité anormale, qui, si elles existent,
ne laisseront plus aucun doute. Mais nous ne saurions
trop recommander de le faire avec une grande mo-
dération; en effet, ces deux signes font souffrir les
malades et risquent de déterminer des lésions vasculaires et nerveuses, et de prédisposer à la pseudarthrose.

C'est grâce à eux toutefois qu'on pourra différencier
une fracture sans déplacement d'avec une fissure, une
fêlure ou même une simple contusion. La douleur et
l'impotence fonctionnelle sont très marquées dans les
fissures et les fêlures; il est vrai que le premier de ces
signes est réparti sur un assez long segment de la diaphyse et bien moins localisé que dans la fracture; mais
la crépitation et la mobilité n'existent pas. On ne les
trouvera pas non plus quand il y aura seulement contusion. Dans ce dernier cas, il y aura une ecchymose,
du gonflement, mais le diagnostic ne pourra être fait
que par la recherche du symptôme douleur, et surtout
par la constatation de ce fait, que la douleur siège ou
ne siège pas sur le point qui a été contusionné, et
rétrocède assez rapidement.

Par la recherche de tous ces signes, le chirurgien a
pu faire le diagnostic de fracture; il faut aussi différencier la lésion, voir dans quelle catégorie on peut la
ranger. Nous avons distingué, au point de vue clinique,
les fractures par coup de pied de cheval en fractures

à grand déplacement, à moyen déplacement et à déplacement nul.

La fracture des deux os rentrera dans le premier de ces groupes; elle sera transversale ou oblique, et dans ce cas on pourra sentir un des fragments. La mobilité sera considérable, le raccourcissement très marqué; partant, le diagnostic extrêmement facile.

Lorsque le déplacement sera moindre, bien que marqué encore, il faudra se demander si les deux os sont brisés, ou si le tibia seul est intéressé. Les deux os sont fracturés; dans ce cas, les fragments du péroné se mobilisent facilement; ceux du tibia, au contraire, opposeront une certaine résistance, parce que souvent ils seront engrenés. La mobilité, contrairement à ce qui existait dans le cas précédent, ne pourra se faire dans tous les sens; le fragment supérieur pourra venir faire saillie sous la peau et la perforer. S'il n'y a qu'une fracture du tibia, il y aura toujours de la mobilité, de la crépitation; mais le diagnostic devra être fondé sur la recherche de la douleur; celle-ci existera seulement sur cet os; le péroné se laissera palper facilement.

Enfin, lorsque le déplacement est nul, les fragments se mobiliseront difficilement; ici, il sera nécessaire, comme nous le disions plus haut, de palper la crête tibiale. L'existence d'un point douloureux exquis, en même temps que la sensation d'un ressaut au niveau du point fracturé, permettront de faire le diagnostic; la déviation et le raccourcissement seront nuls.

Il semble que la recherche méthodique de tous ces signes doive permettre au chirurgien de se faire une

idée exacte du siège et de la variété de la fracture ; et
cependant, il n'en existe pas moins de grosses difficultés, qui, malgré un examen consciencieux, ne don-
nent pas une certitude absolue. Il sera donc indispensable de contrôler son diagnostic, de l'appuyer sur
l'examen radiographique, surtout dans les fractures de
jambe où il n'existe ni déviation ni raccourcissement.
De la sorte, on ne fera pas courir au malade le risque
de voir une solution de continuité complète de l'os,
méconnue et prise pour une fêlure ou une simple
contusion.

S'il existe une plaie, le diagnostic devra faire savoir
si elle communique ou non avec le foyer ; car c'est de
là que dépendra la conduite à tenir. Un examen minu-
tieux de cette plaie sera donc nécessaire ; si elle saigne
abondamment, il est à craindre que l'os soit fracturé.
Lorsqu'on aura à peu près acquis la certitude qu'il n'y
a pas de communication avec le foyer, il faudra cependant se tenir dans une expectative armée : l'hématome peut s'infecter, et ses suites, que représente le
phlegmon diffus, doivent toujours être présentes à l'esprit du chirurgien. Nous croyons devoir insister sur
l'importance d'un diagnostic précis de cette variété de
fracture, car il y a alors à décider de l'intervention.

En résumé, le diagnostic, qui dans la majorité des
cas (fractures à grand ou à moyen déplacement) est
facile, pourra, dans d'autres (fractures sans déplacement), être particulièrement délicat ; et on comprend
toute l'importance de la radiographie, qui permet de
déterminer exactement le degré et la nature de la
lésion.

CHAPITRE IX

Traitement.

Avant d'aborder le traitement des traumatismes que nous étudions ici, il nous semble nécessaire de dire quelques mots sur l'utilité de la radiographie. Il est indispensable, en effet, pour bien traiter la lésion, de connaître exactement sa nature et son étendue. Il ne suffit pas d'explorer une plaie contuse, anfractueuse, saignante, avec un stylet aveugle, conduit par une main incapable, au milieu des désordres produits, d'apprécier des détails trop délicats; il faut avoir la lésion sous les yeux : c'est la radiographie qui permettra de se rendre compte des dégâts produits, que la lésion s'accompagne ou non de plaie cutanée.

A notre avis, dans la pratique militaire, toute jambe frappée par un coup de pied de cheval doit être radiographiée; d'où transport immédiat à l'hôpital. Si on reconnaît l'intégrité des diaphyses, la lésion est superficielle; on peut déjà porter un pronostic et appliquer de suite le traitement de choix.

Si, au contraire, il y a lésion de l'os, au lieu d'attendre que la fracture se révèle par des signes qui constituent déjà des complications, on peut, dès le premier jour, faire une désinfection de la plaie en rapport avec l'importance du traumatisme, ou appliquer l'appareil d'immobilisation qui convient à la fracture que l'on a sous les yeux. C'est souvent du premier pansement que dépend l'évolution ultérieure de l'affection, et on comprend tout l'intérêt qu'il y a à ce que ces premiers soins, au lieu d'être basés sur l'examen d'un malade encore sous le coup du traumatisme, reposent sur une lésion anatomique connue, d'autant plus que la radiographie est à la jambe des plus faciles; par conséquent, l'examen radiographique doit être le complément indispensable de l'examen clinique d'une jambe brisée par un coup de pied de cheval, et c'est sur lui que se basera le traitement.

Le traitement de ces fractures, où les lésions cutanées sont fréquentes, les déplacements marqués, les consolidations longues, les réductions périlleuses, nous oblige à mettre en parallèle les avantages que le chirurgien aura à retirer des appareils d'immobilisation et de l'intervention chirurgicale. La façon d'agir devra être réglée par la nature de la fracture, et nous voudrions essayer de montrer que, suivant les cas, ce sera tantôt à l'un, tantôt à l'autre procédé qu'il faudra donner la préférence.

Deux sortes d'alternatives peuvent se poser : la malade se présente ou non, avec une plaie des téguments.

S'il n'y a pas de plaie, c'est le déplacement qui devra décider de l'appareil, de son application, de l'intervention à pratiquer. Dans le cas le plus simple, le déplacement est nul ou minime; la radiographie montre que tantôt la fracture est complète, tantôt

pas : la diaphyse d'un seul os a été traumatisée ; c'est
le tibia qui, dans la plupart des cas, a été frappé ; le
péroné a résisté et forme attelle.

Sur la jambe gonflée, présentant de vastes ecchymoses, parfois des phlyctènes, on pourra, dès les premiers jours, appliquer le vieil appareil de Scultet.
Il fait disparaître l'œdème, le gonflement, amoindrit
les douleurs, maintient la jambe bien immobilisée, et
place le chirurgien dans les meilleures conditions
possible pour appliquer l'appareil plâtré.

La gouttière d'Hergott, l'appareil de Maisonneuve,
l'appareil à extension continue d'Hennequin, doivent,
pour ce fait, être également conseillés. L'appareil
d'Hergott, celui de Maisonneuve, sont d'une application
facile ; comme il n'y a pas de déplacement, il suffit de
veiller à ce que la jambe soit bien à angle droit sur le
pied ; la contention des surfaces osseuses est suffisante,
et il est rare de ne pas obtenir par ce procédé la
consolidation voulue au bout de 35 à 40 jours, lorsqu'on vient à enlever l'appareil.

L'appareil d'Hennequin est d'une application plus
délicate ; prenant son point d'appui sur la région
dorsale du pied d'une part, sur la région talonnière
d'autre part, il nécessite quelques petits détails d'exécution qui ne sont pas sans intérêt, puisque c'est d'eux
que dépendra la façon dont le malade supporte son
immobilisation.

Le point d'appui de l'extension est réalisé au moyen
d'une bottine plâtrée ; ce qui est délicat dans son application, c'est de rendre tolérable la pression localisée
du plâtre ; pour cela il est indispensable de protéger

les points où portera cette pression; on appliquera
donc des coussinets sur la face dorsale du pied et sur
le talon ; ces coussinets seront fixés par une bande de
tarlatane, sur laquelle on enroule une bande plâtrée
de Sayre. Une bande de toile double formant un étrier
sous la plante du pied est appliquée sur cette première
couche de la bottine plâtrée et fixée à l'aide d'une nouvelle bande plâtrée que l'on superpose à la première.
La bottine ainsi constituée, il faudra disposer autour
de la jambe une gouttière plâtrée de direction ; de
cette façon, la force, utilisée à tirer uniquement sur le
fragment inférieur, agira nécessairement dans l'axe
du fragment supérieur. On la munira de deux ailettes
latérales, de façon à empêcher la rotation du pied en
dedans ou en dehors. Il ne reste plus qu'à placer le
membre sur le chariot d'Hennequin, composé de deux
hamacs : le premier destiné à la cuisse, le second
à la jambe.

Les avantages de cet appareil sont considérables;
avec l'extension continue, on lutte contre l'action musculaire, et la réduction est presque toujours obtenue;
de plus, même quand la coaptation des fragments
paraît parfaite, il y a presque toujours un raccourcissement dû à un certain degré de chevauchement :
l'extension continue s'oppose à ce raccourcissement et
permet de lutter contre lui avantageusement, si on ne
le constate que dix ou quinze jours après la pose d'un
premier appareil.

L'appareil d'Hennequin a été l'objet de critiques de
la part de Ombredanne et de son élève Merlot : la
chaussure est longue à appliquer; malgré tous les soins

apportés à sa confection, elle produit presque toujours de vives douleurs au niveau du talon, et quelquefois des escarres très rapides. Aussi Ombredanne a-t-il substitué à la bottine plâtrée une simple chaussure lacée au pied, qui rend l'extension beaucoup plus facile.

Néanmoins on peut dire avec Tillaux que, pour ces fractures, tous les appareils sont bons et font le plus grand honneur au chirurgien.

Que dire des appareils de marche? En France, ils ne sont guère employés, bien que Lapeyre dans sa thèse (Paris, 1894) et Porembsky (*Semaine médicale*, 1894) les aient préconisés. Comme d'habitude, ils ont eu leurs partisans et leurs détracteurs, et ces derniers se basent, pour les déconseiller, sur la nécessité qu'il y a, dans le traitement des fractures, de laisser à découvert une partie de la circonférence du membre, afin de le surveiller. Or, cette condition n'est pas remplie par les appareils de marche, qui tous comportent un bandage circulaire. A notre avis, il n'y a aucune contre-indication à leur application ; le principe même sur lequel ils reposent montre que les os brisés restent immobilisés ; ils n'astreignent pas le madade au repos.

Ces appareils sont nombreux. Celui de Bruns présente, entre autres avantages, celui de pouvoir servir à soutenir le membre blessé et à en faire l'extension pendant les jours qui suivent immédiatement l'accident, tant que le gonflement n'a pas disparu. Nous ne donnerons pas une description détaillée de cet appareil ; nous dirons seulement que c'est « une véritable machine », appliquée par-dessus un premier bandage plâtré ou silicaté, placé directement sur le membre, pour maintenir les fragments en place. Il sera donc très difficile ou même impossible de se le procurer dans la pratique militaire. Aussi a-t-on cherché quelque chose de plus pratique; et on s'est servi d'appareils plâtrés, permettant la déambulation.

L'appareil de Dollinger a été surtout utilisé par l'auteur dans les fractures simples, où il n'est pas indispensable de surveiller le siège de la fracture.

En France, les deux appareils les plus usités sont celui du professeur Delbet et celui du professeur Reclus. Leur exécution est simple, et le bénéfice qu'en retire le malade est grand, puisque la consolidation se fait aussi vite et aussi exactement qu'avec les autres appareils.

La pièce essentielle de l'appareil de Reclus est un étrier métallique, en zinc ou en fer; le malade marche sur l'étrier, qui prend appui sur les tubérosités tibiales. Avant de l'appliquer, on immobilise les fragments en bonne attitude au moyen d'une gouttière plâtrée mince qu'on laisse sécher 24 heures. Par dessus, il faudra placer de chaque côté de la jambe, depuis la plante du pied jusqu'au-dessus du genou, deux attelles de renfort, constituées par 16 à 18 épaisseurs de tarlatane, larges de 6 à 7 cm. et bien imprégnées de bouillie plâtrée. L'étrier mis en place, on fixera son extrémité supérieure, qui doit prendre un solide point d'appui sur les condyles tibiaux, en rabattant les deux attelles plâtrées latérales; par dessus, on enroulera une bande de Sayre de façon à bien modeler toute l'extrémité supérieure de la jambe.

L'appareil de Delbet, décrit par Mocquot et Caraven, est le dernier-né des appareils de marche. Voici les principaux points de son application[1].

a) La fracture étant réduite et la jambe en extension, on applique sur chaque face latérale du membre une attelle plâtrée large de 5 à 6 centimètres, épaisse de 24 tarlatanes, longue de la distance qui sépare l'interligne du genou à la plante du pied, plus 10 cm. En bas, pour donner plus de solidité, on replie chaque attelle de manière à la doubler sur une hauteur de 8 à 10 cm., et de manière que l'extrémité inférieure reste à quelques millimètres au-dessus du niveau de la plante du pied ; celle-ci doit reposer sur le sol lorsque le malade marche.

b) Pendant que deux aides maintiennent fixées et tendues les deux attelles, on passe deux colliers plâtrés comprenant 10 à 12 épaisseurs de tarlatane, assez longs pour faire environ deux fois le tour du membre et larges de 6 cm. Le collier supérieur est placé dans le plan incliné sous-condylien du tibia, qu'il doit mouler exactement. Le collier inférieur est enroulé au niveau de la dépression sus-malléolaire, pour prendre point d'appui en bas sur le relief des malléoles.

c) On termine en appliquant, pour dessécher le plâtre, les bandelettes de toile de Scultet, que l'on laisse en place pendant 24 heures.

D'après certains auteurs, l'appareil de Delbet peut être employé comme appareil statique excellent par les chirurgiens qui ne sont pas partisans de la marche dans les fractures.

1. Judet, *Traitement des fractures,* 1913.

Ces cas où le déplacement est peu marqué, voire
même nul, ne sont pas les plus fréquents; le plus
souvent, le blessé arrivera avec un déplacement notable; l'axe prolongé du tibia viendra tomber sur le
bord interne du pied; il faut alors faire tout d'abord
la réduction pour remettre les os brisés dans leur
situation normale.

La fracture oblique du tibia avec chevauchement
des fragments est la lésion typique dans les fractures
par coup de pied de cheval. La radiographie montre
le fragment supérieur oblique en bas, en avant, en
dedans, glissant sur le fragment inférieur, formant
avec lui un angle dont l'ouverture regarde en arrière
et dont le sommet répond à la pointe du fragment
supérieur. Le traitement de ces fractures obliques de
jambe est loin d'être définitivement fixé; la conduite
à tenir est différente suivant que la réduction est
facile ou difficile.

Nous allons étudier le traitement que, suivant les
cas, on fera suivre au blessé.

Lorsque la fracture est facilement réductible, en
exerçant sur le membre de légères tractions suivant
son axe, on remet les fragments en place, on sup-
prime le raccourcissement, on fait disparaître la déviation angulaire. Lorsque l'épine iliaque antéro-supé-
rieure, le bord interne de la rotule et le premier
espace interdigital sont en ligne droite, la réduction
est obtenue. L'application d'un appareil est indispensable pour maintenir en place les fragments. Les
appareils d'Hergott, de Maisonneuve, sont couramment
employés; nous croyons néanmoins qu'il faut donner

la préférence à l'appareil d'Hennequin. La réduction
se fait graduellement, progressivement; l'extension
continue agit pendant toute la durée de la consolidation, et les résultats obtenus sont en général remar-
quables. Son application sans doute est délicate, mais
il a l'avantage de permettre le contrôle permanent du
membre traumatisé, de mettre à l'abri des œdèmes,
des troubles trophiques qui sont si fréquents pendant
le séjour dans le plâtre.

Si la consolidation ne se fait pas après ce mode de
traitement, on peut dire qu'il y a une cause venant
empêcher la formation du cal. Une nouvelle complication reste à traiter, que nous verrons par la suite :
la pseudarthrose.

On n'a pas toujours affaire à des fractures aussi
facilement réductibles; lorsque le déplacement est
très marqué, que les deux os ont été touchés, lorsque
le raccourcissement est considérable, de 5 à 7 centimètres, que la déviation angulaire est irréductible, la
réduction brusque reste sans effet; la consolidation
de la fracture se fera en mauvaise position, laissant le
malade infirme, incapable de se servir utilement de sa
jambe raccourcie, déformée.

Le traitement de ces fractures obliques de la jambe
est fort discuté, et, récemment encore, cette question,
agitée à la Société de chirurgie de Paris, fournissait
l'occasion de voir combien les avis étaient partagés
sur la façon de traiter ces traumatismes. On peut
répartir ainsi les traitements proposés.

Les uns ne croient pas que l'intervention donne de
bons résultats là où les procédés de douceur, l'exten-

sion continue, ont échoué. M. Demoulin a confiance
en l'extension continue; il n'a recours ni aux agrafes
ni aux sutures. Il a constaté que la coaptation des
fragments est toujours imparfaite par les procédés
habituels; mais si le raccourcissement n'est pas trop
considérable, il ne gêne pas la marche, parce que les
deux fragments restent dans le parallélisme. Il repro-
che à l'intervention, outre son risque toujours grand,
d'amener la formation de cals volumineux qui restent
pendant longtemps sensibles à la pression et pendant
la marche. Il conclut qu'il serait dangereux d'ériger
en méthode de traitement l'ouverture systématique
des fractures obliques de jambe.

D'autres chirurgiens, au contraire, voient dans
l'intervention sanglante, qu'il s'agisse d'agrafes ou de
simples ligatures, le traitement de choix qui permet
à la jambe de recouvrer la fonction primitive avec
le minimum de dégâts. Dans ces dernières années,
M. Guillot[1], du Havre, est intervenu 16 fois pour des
fractures obliques de la jambe. Les ligatures et les
sutures donnaient des résultats peu satisfaisants ou
même mauvais; la consolidation était très retardée.
L'agrafe de Dujarier, au contraire, a donné les meil-
leurs résultats; il y a eu cependant un cas de fistule
nécessitant l'ablation de l'agrafe.

M. Dujarier, dans un mémoire présenté au congrès
de chirurgie de Paris en 1912, a donné les résultats
de 24 interventions pour fractures des os longs;
14 fois il est intervenu sur la jambe; 7 fois il y avait

1. *Journal de Chirurgie,* 1911.

pseudarthrose. Nous ne tiendrons pas compte de ces 7 cas. Il reste donc 7 interventions immédiates pour fractures de jambe; ces opérations ont amené une consolidation rapide.

Récemment encore, en septembre 1913, le même auteur publiait, dans le *Journal de chirurgie,* un article sur le traitement sanglant des fractures de jambe récentes et anciennes. Nous croyons intéressant de rappeler ici les indications et la technique opératoires.

L'auteur insiste sur la nécessité qu'il y a d'intervenir seulement lorsque la peau du membre ne présente ni phlyctènes ni petites plaies suppurées. S'il en existe, il est nécessaire de les traiter. Tous ces soins ne font pas perdre de temps, car il est préférable de n'opérer que de 5 à 10 jours après l'accident; de la sorte « les hémorragies ont le temps de se tarir, les débris musculaires, les extrémités osseuses se recouvrent d'un dépôt fibrineux qui les rend moins aptes à s'inoculer que des tissus fraîchement traumatisés et en état de vitalité défectueuse[1] ».

Voilà pour les soins pré-opératoires.

L'asepsie du côté du malade consistera en un badigeonnage à la teinture d'iode sur toute la circonférence de la jambe. L'opérateur et l'aide seront gantés de caoutchouc. Après l'anesthésie (l'auteur emploie l'anesthésie rachidienne à la stovaïne), on met à nu le foyer de fracture par une longue incision sur la face interne du tibia; puis, avec une rugine, on dépérioste les deux fragments l'un après l'autre, de façon à les

1. DUJARIER, *Journal de Chirurgie,* sept. 1913.

libérer complètement. Il faut alors veiller à ce que le foyer de fracture soit net, le débarrasser par conséquent des caillots ou brides musculo-tendineuses interposées. M. Dujarier conseille de ne pas réséquer les extrémités fracturées, car, après résection, la coaptation parfaite est impossible et, de plus, on risque d'avoir du raccourcissement.

Une fois la réduction faite au moyen du tracteur de Lambotte, il ne reste plus qu'à assurer la coaptation, soit par l'agrafage, soit par le cerclage. Les agrafes sont celles imaginées par Jacoël; pour le tibia, on se sert d'un modèle de 3 cm. et demi. Grâce au davier-fixateur que l'auteur a imaginé, on peut maintenir solidement la coaptation, pendant qu'on pratique l'agrafage.

Le cerclage se prête particulièrement bien à la contention des fragments dans les fractures obliques; mais la technique de Lambotte, que M. Dujarier conseille d'adopter, est très délicate.

Il ne reste plus qu'à suturer la plaie; on le fait en un seul plan avec de la soie ou des crins; jamais de drainage.

Après un agrafage, il faudra placer immédiatement un appareil plâtré ne dépassant pas le genou, ou bien, dans quelques cas, deux attelles en bois fixées par plusieurs bandes de toile suffiront. Au contraire, dans le cerclage, la coaptation est suffisamment solide pour que le plâtre soit inutile; on se contente d'un pansement un peu volumineux.

Que devient le matériel de prothèse? Pour les agrafes, après les avoir enlevées dans ses premières opérations, l'auteur les laisse maintenant en place ; sur ving-cinq opérations, il n'a eu à les enlever que trois fois. Pour les cercles, il faut toujours les enlever du 30° au 40° jour.

Si nous envisageons les résultats obtenus par cette technique, nous voyons que sur 32 cas d'ostéosynthèse pour fractures de jambe fermées, que M. Dujarier a pratiquées de 1904 à 1912, il n'a jamais eu de suppuration du foyer de fracture. La consolidation s'est faite du 30° au 40° jour pour les fractures récentes ; sur vingt-sept cas, il y a eu quatre retards de consolidation, soit 14,8 p. 100. Dans les pseudarthroses et les retards de consolidation, la consolidation est moins rapide que dans les fractures récentes. Si, au bout de 40 jours, le cal est encore flexible, il est bon d'appliquer un silicate et de faire marcher les malades.

Quelles sont les indications du traitement sanglant des fractures de jambe? Nous les reproduisons telles qu'elles sont formulées par l'auteur dans le *Journal de chirurgie* : « Dans les fractures de jambe, l'indication est variable suivant les cas ; dans les fractures transversales, on interviendra dans tous les cas où les fragments, avant ou après tentative de réduction, ne seront pas revenus partiellement au contact. C'est dire que tous les cas de chevauchement seront justiciables de l'opération. Dans les fractures obliques, on opérera presque tous les cas. Seules pourront être traitées par les moyens habituels les fractures obliques à très faible déplacement, avec raccourcissement ne dépassant pas un centimètre.

« Le choix du procédé dépendra du trait de fracture.

L'agrafage convient aux fractures transversales ou de faible obliquité. Le cerclage sera le procédé de choix dans les fractures à obliquité suffisante. Les avantages du cerclage sont les suivants : facilité d'exécution, extrême solidité de la contention, qui rend inutile la pose d'un appareil plâtré et permet le massage et la mobilisation précoce. L'ennui d'enlever les cercles est de peu d'importance.

« Les contre-indications seront tirées, soit de l'état général (âge, maladies concomitantes), ou de l'état local, telles que lésions de la peau, rendant impossible une opération aseptique.

« En résumé, le traitement sanglant des fractures de jambe m'a donné des résultats de plus en plus satisfaisants à mesure que ma pratique s'est étendue et ma technique s'est perfectionnée. C'est une chirurgie difficile, mais j'estime que, quand on la possède, on obtient des résultats fonctionnels excellents, et cela sans faire courir au malade des risques sérieux. »

Entre les interventionnistes et les non-interventionnistes, se rangent d'autres chirurgiens, qui ne voient pas la nécessité de pratiquer constamment une opération sur l'os.

Souvent la fracture est irréductible, à cause du déplacement des fragments, de leur mauvaise position. Il suffit de faire disparaître ce qui fait obstacle à la réduction pour que la fracture primitivement irréductible soit susceptible du traitement par l'extension continue.

Le professeur Broca pense que la suture n'est pas fatalement le complément de la réduction sanglante.

6

La combinaison de la réduction à ciel ouvert et du traitement par l'extension continue, pourrait être plus souvent appliquée avec succès. L'appareil de Lambret, modifié par Quénu et Mathieu[1], tient le milieu entre les anciens appareils et le traitement sanglant, et il jouit d'une puissance de réduction absolue. Cet appareil, qui permet de surveiller constamment la jambe, tout en la tenant immobilisée, constitue un gros progrès sur tous les appareils employés jusqu'à ce jour pour la réduction et l'immobilisation des fractures obliques de la jambe.

Pour conclure, devant une fracture de la jambe difficilement réductible ou irréductible, la conduite à tenir sera des plus délicates. Il faudra s'inspirer des conditions du milieu où l'on se trouve. Il est impossible de faire quelque intervention osseuse que ce soit, en dehors d'un milieu hospitalier bien outillé. Dans ce cas, nous donnerons la préférence à l'intervention sanglante. On obtient la coaptation exacte des fragments, on peut les unir bout à bout en évitant les mauvaises consolidations; on détruit les interpositions musculaires si fréquentes. Le grand nombre de pseudarthroses consécutives aux fractures par coup de pied de cheval est, à notre avis, un argument de plus en faveur de l'intervention précoce. Enfin, cette opération faite aseptiquement amène une consolidation rapide et très suffisante.

Nous ne voulons pas insister sur le traitement de ces pseudarthroses ni sur les divers procédés préconisés

1. *Revue de Chirurgie,* 1911.

pour rétablir la continuité des diaphyses; la question
a été traitée complètement par Barbet dans la *Revue
de chirurgie*. Dans l'observation I, nous citons le cas
d'un blessé chez lequel on fit la réunion par des
agrafes de la diaphyse tibiale; cette intervention fut
suivie d'un bon résultat et d'une consolidation
rapide, alors que de longues immobilisations dans le
plâtre n'avaient pu réussir.

Il faudra réserver le traitement par les appareils
aux cas où il sera impossible d'intervenir. Les bons
résultats obtenus avec l'appareil d'Hennequin sont
nombreux, et l'extension continue restera longtemps
encore le traitement de choix, d'application facile,
employé par la majorité des chirurgiens.

Lorsque la fracture s'accompagne d'une plaie cutanée, deux cas sont à considérer suivant que la plaie a
été faite de dehors en dedans et résulte de l'attrition
des tissus par le sabot du cheval, ou suivant qu'elle
s'est produite de dedans en dehors, par suite de la
perforation des parties molles par l'os brisé.

Disons, avant d'aller plus loin, que, dans tous ces
cas, il nous paraît superflu de conseiller une injection
de sérum antitétanique, que l'on peut renouveler pendant plusieurs jours consécutifs.

Quand la plaie est superficielle, plaie contuse déterminée par le fer du cheval, il n'est pas rare que la
communication ne se fasse pas entre le foyer de fracture et le milieu extérieur. La fracture reste simple,
aseptique, surtout si une désinfection minutieuse est
venue assurer l'asepsie de la plaie.

Lorsque la plaie est due à une perforation des téguments par l'os, la lésion est beaucoup plus grave, et les craintes d'une infection beaucoup plus justifiées. Il est de toute nécessité de faire immédiatement la désinfection du foyer. On prolonge en haut et en bas les bords de la plaie cutanée, de façon à avoir libre accès sur le foyer, Il faudra avant tout se rendre compte des dégâts, faire de l'hémostase; puis les surfaces osseuses, les parties molles, seront désinfectées soigneusement; on appliquera sur les muscles, sur l'os, de la teinture d'iode ou de l'eau oxygénée. Il sera prudent de donner au blessé du chloroforme, de façon à obtenir la résolution musculaire complète. Il serait téméraire de suturer de suite; « ce n'est que lorsque les plaies superficielles sont cicatrisées et que l'évolution clinique démontre l'asepsie du foyer de la fracture, qu'il est sage d'entreprendre une réparation directe[1]. » M. Fredet a remis l'intervention au 134e jour pour une fracture ouverte du tibia.

L'agrafage de l'os a ici plus qu'ailleurs son indication; il a sur le fil de fer ou d'argent l'avantage de ne nécessiter aucun délabrement, aucune dénudation osseuse; il sera d'ailleurs très difficile d'avoir toujours à sa disposition l'arsenal coûteux et compliqué de Terrier et Lambotte. Beckel conseille, dans les cas où la suture osseuse ne réussit pas à maintenir l'affrontement, la fixation, dans les deux bouts du canal médullaire, d'un tenon qui immobilise parfaitement les os et les empêche de glisser l'un sur l'autre. Nous pensons que ces indications sont l'exception.

1. FREDET, *Journal de Chirurgie*, sept. 1913.

Le professeur Poncet a préconisé, il y a déjà plusieurs années (thèse Chaudoye, Lyon, 1898-99), dans les fractures compliquées de la jambe, une technique dont nous résumerons les principaux points.

Dans les cas qu'il appelle simples, où la fracture ne s'accompagne que d'une petite plaie cutanée, produite généralement par le fragment supérieur qui a embroché la peau, on peut, après une désinfection soigneuse et sous le couvert d'une antisepsie rigoureusement appliquée dès les premières heures, faire de la conservation et, s'abstenant de toute intervention, pouvoir attendre.

Dans les cas graves, où la fracture est le fait d'un violent traumatisme, avec plaie plus ou moins étendue, il faut sans hésiter recourir à la résection immédiate des extrémités osseuses fracturées. Cette opération doit naturellement être faite dans les premières heures, avant toute manifestation d'infection générale.

Actuellement, la plupart des chirurgiens, ainsi que nous l'avons dit plus haut, admettent l'intervention retardée dans les fractures ouvertes, et cela vu le danger qu'il y a à opérer dans une région où peuvent pulluler les germes septiques.

De cette étude sur le traitement des fractures de jambe par coup de pied de cheval, étude que nous avons résumée le plus possible, que devons-nous conclure? Doit-on délaisser les anciens appareils d'immobilisation qui ont fait leurs preuves, pour adopter le traitement sanglant, qui a, lui aussi, d'excellents résultats à son appui? Il nous semble que le chirurgien, le chirurgien militaire en particulier, devra s'en tenir aux appareils que nous citons plus haut : d'Hergott, de Maisonneuve, d'Hennequin. On obtient avec eux de bons résultats, lorsqu'ils sont bien appliqués, et leur facilité d'exécution permet à tous de les employer avec succès.

Quant à l'ostéosynthèse, nous citerons, au sujet de ses indications, les conclusions de M. Fredet :

« 1° L'ostéosynthèse n'est pas réalisable sans un outillage parfait.

« 2° Il convient de la réserver, jusqu'à nouvel ordre, aux fractures graves, à celles :

« Qui ne peuvent guérir par les procédés non sanglants;

« Qui risquent de ne pas guérir par ces procédés ;

« Qui exigeraient vraisemblablement un délai excessif pour parvenir à la consolidation.

« 3° Étant données les conditions d'outillage, d'asepsie et d'assistance qu'elle exige, l'ostéosynthèse ne saurait entrer dans la pratique courante. Elle n'est accessible qu'aux chirurgiens de profession... Mais il n'est pas douteux que si elle n'est pas déconsidérée par un usage intempestif, son champ s'étendra peu à peu[1]. »

Nous ne saurions mieux terminer ce chapitre qu'en disant avec M. Bérard (Rapport au congrès français de chirurgie, Paris, 1911) : « L'étude des méthodes non sanglantes dans le traitement des fractures fermées et récentes des membres, loin d'être abandonnée au profit des méthodes opératoires, doit être approfondie par tous les médecins et chirurgiens, et scrupuleusement poursuivie dans les centres d'enseignement. »

1. Fredet, *loco cit.*

CHAPITRE X

Observations.

Fracture sans plaie.

Exp... Jean, soldat au 10ᵉ cuirassiers. Aucun antécédent. Le 4 mai 1907, étant à cheval, il reçoit sur la jambe gauche un coup de pied du cheval qui était à côté du sien; il n'a pas pu descendre seul de cheval. Transporté à l'hôpital militaire Villemanzy, on constate une fracture sans plaie au tiers inférieur du tibia.

On met le malade dans une gouttière plâtrée le lendemain de son arrivée; il reste huit jours dans cet appareil, mais ce dernier étant devenu trop étroit, on fait, le 13 mai, une nouvelle gouttière. Il y reste trois semaines; on l'enlève; on met une botte plâtrée où le malade reste 32 jours.

A l'arrivée de M. le médecin principal Jacob, en juin 1907, on enlève la botte plâtrée et on constate qu'il n'y a pas trace de consolidation; il y a en outre de nombreuses lésions cutanées (eczéma), dues au séjour dans le plâtre. On applique un appareil pour pouvoir envoyer le malade à la radiographie. La radiographie permet de constater une fracture transversale du tiers inférieur du tibia et une fracture par éclatement du péroné, siégeant un peu plus bas. Le fragment tibial inférieur est en arrière et un peu plus haut que le supérieur, mais il y a absence complète du processus d'ossification.

De fin juin au 8 août, traitement des lésions cutanées, lavages, pommades à l'oxyde de zinc. La fracture ne se consolide aucunement. L'examen des urines montre des traces d'albumine; l'état général est excellent. Le 8 août, la peau est à peu près saine.

M. Jacob intervient : incision de 10 cm. le long du bord postérieur du tibia. On arrive sur le foyer de fracture; tissu fibreux interposé, mais en petite quantité; on enlève tous ces tissus. On racle et taille les surfaces fracturées pour les égaliser et les rendre aptes à s'ossifier. On a l'impression que le processus d'ossification ne s'est pas fait et que des pseudarthroses se préparent. Ceci fait, on remet en état les fragments et on applique deux agrafes de Dujarier, une grosse en avant et une petite en arrière et à la face interne. On suture la peau par dessus, sans drainer.

12 août. — Tout va bien; pas de température; l'analyse des urines montre toujours des traces d'albumine.

23 août. — Ablation du pansement et des fils. On met une attelle plâtrée.

5 octobre. — On pratique la mobilisation du genou et du cou-de-pied matin et soir. Bains sulfureux tous les deux jours. Le genou atteint à peine l'angle droit; le cou-de-pied le dépasse peu.

15 octobre. — L'amplitude des mouvements s'est notablement accrue; la mobilisation est moins douloureuse.

23 novembre. — Le malade va à l'hôpital militaire Desgenettes, pour des séances de mécanothérapie.

4 décembre. — Au cours d'une séance de mécanothérapie, une fêlure s'est produite au siège même de l'ancienne fracture.

5 décembre. — Botte plâtrée.

20 décembre. — On examine l'état de la fracture; il existe un cal bien développé, mais non encore solide.

21 janvier 1908. — Lever de la botte plâtrée. Consolidation parfaite. Le malade sort guéri; il existe un peu de claudication et une douleur à la face interne du genou.

Observation II
(Due à l'obligeance de M. le médecin principal Toubert.)

*Fracture ouverte transversale de la partie moyenne
du tibia droit.*

R... Paul, du 54ᵉ rég. d'artillerie. — Entré le 6 février 1912.
Une blennorragie il y a un an.

Le 5 février, étant à cheval, il reçoit un coup de pied du cheval qui marchait devant le sien, au niveau de la crête tibiale de
la jambe droite ; la botte a été déchirée. Le malade n'a perçu
qu'une douleur assez légère qui, du reste, à aucun moment, ne
devint violente par la suite. Il descend de cheval, fait quelques pas, puis se couche. Il peut mobiliser sa jambe, la soulever du sol. A ce moment, la plaie saignait abondamment.
On le transporte au quartier, où on désinfecte la plaie ; puis on
l'évacue sur Desgenettes (pansements à la teinture d'iode,
gouttière).

Le 7 février, impotence fonctionnelle complète ; douleur
presque nulle.

Radiographie. — A l'union des deux tiers inférieurs et du
tiers supérieur du tibia droit, fracture transversale engrenée
(en rave de Tillaux) ; léger déplacement angulaire ; les deux
fragments forment un angle très obtus ouvert en dehors. Sur
la radiographie de profil, aucun déplacement.

8 février. — Température : 38°,2. La plaie à la jambe est
comme une pièce de 0 fr. 50. La jambe présente une tuméfaction appréciable ; la peau a sa coloration normale. Incision de
8 cm. sur la plaie pour mettre l'os à nu. On retire de volumineux caillots autour du point contus ; on vérifie la fracture ; on
désinfecte avec de l'eau oxygénée. Suture de la plaie ; pansement, puis gouttière plâtrée.

9 février. — Température : 37°,8. On renforce l'appareil avec
des bandes.

14 février. — On enlève l'appareil, on change le pansement ;
on remet un plâtre.

7 mars. — On enlève le plâtre. Cicatrice rectiligne ; plaie
bourgeonnante arrondie.

14 mars. — Sensation de faiblesse lorsque le malade s'appuie sur sa jambe. Cal volumineux au niveau du point fracturé, s'étendant en hauteur à trois travers de doigt et faisant le tour du tibia.

22 mars. — Il persiste une difficulté dans la marche, qui s'accompagne d'un œdème malléolaire assez marqué, surtout du côté interne ; le soir cet œdème est plus considérable ; il est dépressible.

2 avril. — Le malade sort guéri; cal gros, mais non douloureux. La marche se fait bien.

OBSERVATION III

(Due à l'obligeance de M. le médecin principal Toubert.)

Fracture ouverte et comminutive du tibia droit,
à la partie moyenne.

P... Henri, du 10ᵉ cuirassiers. Entré le 9 avril 1912. Aucun antécédent.

Le malade était à la promenade, lorsque le cheval qui était devant lui lança une ruade qui vint l'atteindre à la jambe droite. Il ressent une vive douleur à la jambe; néanmoins, il peut faire encore 200 mètres, non sans douleur, et après avoir dégagé son pied de l'étrier. Mais il est obligé cependant de descendre et on le transporte à l'infirmerie. On désinfecte la plaie ; on place le malade dans une gouttière.

A son entrée à l'hôpital, il présente une plaie de la largeur d'une pièce de 1 franc à l'union du tiers moyen et du tiers inférieur de la jambe, au niveau de la crête tibiale. C'est une plaie non saignante, mais qui, au dire du malade, s'est tarie après avoir saigné beaucoup.

Réduction sanglante de la fracture par M. Toubert. Incision longitudinale de 8 à 10 cm. ; on rugine les surfaces osseuses et on enlève un lambeau du muscle jambier antérieur, interposé entre les surfaces osseuses. On extrait les esquilles; on sectionne l'extrémité supérieure irrégulière et déchiquetée, qui gênerait la coaptation exacte des fragments. On pratique ensuite l'antisepsie de la blessure à la teinture d'iode; on suture; on applique un pansement, puis un appareil plâtré, après avoir coapté exactement les fragments.

Sérum antitétanique. — Temp. : 37°,2.

20 avril. — Nuit mauvaise, mais douleur peu vive au niveau de la fracture.

3 mai. — On remet un appareil plâtré (le troisième) ; on voit que la plaie se cicatrise par première intention. Les mouvements de la jambe sont très douloureux ; on met le membre dans une gouttière d'Hergott.

20 mai. — On enlève la gouttière ; il n'y a pas de mobilité anormale ; plus de douleurs, sauf à une forte pression. Le malade ne se lève pas ; il élève la jambe sur la planche du lit ; pas de raccourcissement. Cependant, du côté malade, on voit une déformation assez accentuée : la face antéro-interne paraît devenue antérieure ; de plus, elle est incurvée en arrière.

23 mai. — Le malade a fait queques pas, en s'appuyant sur des béquilles ; il sent de la douleur quand il repose la jambe. Massage ; lumière.

28 mai. — La jambe n'est toujours pas utilisée. Au niveau du triceps crural, 2 cm. d'atrophie. Hydarthrose avec un peu de choc rotulien. Œdème généralisé de la jambe droite avec en plus de la cyanose.

30 mai. — Œdème et cyanose presque disparus.

5 juin. — Plus d'œdème à la jambe ; légère enflure du cou-de-pied après la marche. Empâtement des culs-de-sac synoviaux. La marche ne peut se faire qu'avec des béquilles. Le cal n'est pas douloureux. L'atrophie musculaire a augmenté.

17 juin. — Le malade continue a boiter, non pas par manque de consolidation, mais par atrophie du quadriceps.

19 juin. — L'état local s'améliore, mais le malade ne peut se passer de ses deux cannes.

Le malade est revu le 21 juillet 1913, soit un an après. Il revient de Barèges, où il a fait une saison du 11 juin au 12 juillet. Au niveau du membre traumatisé, on note une déviation marquée du péroné, dont la tête fait saillie à la partie externe de l'articulation fémoro-tibiale, ainsi qu'une incurvation marquée du tibia. Le malade ressent toujours de la fatigue à la marche, qui est pénible. Atrophie légère du membre inférieur ; plus d'œdèmes.

OBSERVATION IV

(Due à l'obligeance de M. Massart, interne des hôpitaux de Paris.)

Plaie et fracture communitive.

F... Joseph, du 54ᵉ d'artillerie. — Entré le 20 novembre 1912.
Aucun antécédent.

Le 18 novembre, au manège, il a reçu, étant sur son cheval,
un coup de pied du cheval qui était devant lui. Il ressent une
vive douleur à la jambe gauche; néanmoins il regagne à cheval l'infirmerie de son régiment. On panse la plaie avec de l'é-
toupe noire stérile, et le 20 novembre on l'évacue sur l'hôpital
Villemanzy.

A son entrée, il présente au tiers supérieur de la région
antéro-externe de la jambe, sur la crête tibiale, une plaie de la
largeur d'une pièce de 0 fr 50, saignante, anfractueuse, suréle-
vée tout autour. On l'explore au stylet avant le saignement con-
tinuel, et on tombe à la partie supérieure de la plaie sur un os
qui paraît dénudé. L'impotence fonctionnelle de la jambe est
complète; elle est d'ailleurs uniformément gonflée et distendue par le sang. Il n'y a pas d'adénopathie inguinale ni crurale,
mais on observe un choc rotulien très net au niveau du genou
correspondant. On fait le diagnostic de contusion, avec fêlure
du tibia, ayant déterminé la formation d'un hématome.

Le 21 novembre, on décide de débrider la plaie; bien que la
veille on ait désinfecté et aseptisé la région, la température du
malade est restée 38° axillaire. (Du sérum antitétanique a été
fait.) Après injection de cocaïne, on débride les parties molles
sur une hauteur de quatre travers de doigt; on découvre ainsi
la face externe du tibia qui est dénudée et où siège une fracture
transversale, se prolongeant vers les faces externe et interne.
On désinfecte ce foyer à la teinture d'iode et on met la jambe
malade dans un appareil plâtré (gouttière postérieure). On avait
pensé, étant donné le début relativement éloigné de l'affection,
à donner issue au liquide de l'hématome.

Le 22 novembre. — Adénopathie crurale gauche; température,
38°,9; pouls fréquent; toux; quelques râles sibilants. Application de ventouses et huile camphrée. Dans la crainte d'acci-

dents d'ostéomyélite, on retire la gouttière, on défait le pansement et on met la jambe dans une gouttière en fil de fer.

Le *23 novembre*. — Adénopathie généralisée à toute la masse
inguino-crurale. Pouls fréquent, avec tendance à l'embryocar-
die. Par l'ouverture de la plaie s'écoule du pus chocolat.
Lavage à l'eau oxygénée.

Le *25 novembre*. — Légère détente dans l'état général ; les
mictions sont régulières ; pouls, 96 ; température 38°,5 ; néanmoins la jambe est œdématiée, violacée, et, dans le but d'écouler
le pus, on fait deux incisions au thermocautère après anesthésie
au chlorure d'éthyle. Il en sort un pus épais, chocolat, abondant. Pansement à l'eau oxygénée après avoir placé un drain
dans chaque cavité.

Le *26 novembre*. — Mauvais état général. Pouls, 118 ; temp.
39° ; les ganglions sont gros et douloureux. On explore les
plaies faites la veille, et on tombe dans de véritables cavités
putrilagineuses où les muscles ont disparu. On fait une
grande incision postérieure d'où s'écoule un flot de pus rous-
sâtre, sanieux. Une incision externe permet d'aller dans la loge
des péroniers, qui est indemne ; la face postérieure du tibia est
indemne. Une troisième incision, faite à la partie inférieure, permet de nettoyer complètement ces foyers purulents : des drains
communicants permettent de conduire le pus à l'extérieur.

De plus, toute la jambe, la face interne du genou et de la
cuisse sont envahis par une lymphangite érysipélateuse ; grand
pansement à l'eau oxygénée ; sérum de Marmoreck ; huile camphrée.

Temp., 40°,2 ; pouls, 120.

27 novembre. — Légère détente. La cuisse est toujours
rouge, les ganglions pris ; la lymphangite semble avoir plutôt
augmenté ; cependant la jambe a meilleur aspect ; elle est plus
souple et n'a plus le teint cuivré du membre prêt à se nécro-
ser qu'elle avait la veille.

30 novembre. — L'hémorragie abondante nécessite l'enlè-
vement des drains. Nouvelle incision de trois travers de doigt
contournant la pointe de la malléole interne et donnant issue
à une espèce de matière sébacée, consistante comme du blanc
d'œuf cuit.

2 décembre. — Pouls , 108. Mictions fréquentes ; on refait le pansement, on sectionne un segment veineux qui traversait une des plaies. Pus chocolat en abondance et pus louable suspect. Pansement à l'eau phéniquée à 25 p. 100. Injections de sérum.

5 décembre. — On refait le pansement tous les jours; la suppuration persiste, mais les muscles reprennent leur couleur et leur forme. La sensibilité du malade commence à revenir. Pansement sec, arrosé de sérum physiologique. Quantité des urines : 1.500 cmc. On alimente le malade pour la première fois.

7 décembre. — On note au niveau de la grande plaie une petite fistule où on introduit une pince, et on retire un petit fragment osseux en forme de coin. Pansement.

8 décembre. — Suppuration abondante; par le trajet fistuleux, à la partie supérieure de la grande plaie, on retire un volumineux fragment osseux; avec la pince, on perçoit d'autres fragments mobiles. On essaye de coapter la plaie avec du vigo.

9 décembre. — Les plaies ont toujours le même aspect; on explore le foyer de la fracture; il n'y a pas d'autres fragments, contrairement à ce qu'on avait cru apercevoir. Même pansement sec, mais on bourre de gaze iodoformée la cavité tibiale. En somme, comme dès le début on l'avait pensé, la fracture est bien du type des fractures par flexion.

Au mois de janvier 1913, les plaies se sont complètement refermées; la fracture s'est consolidée, mais il persiste au tiers supérieur une fistule par où s'écoule un peu de liquide sérosanguinolent. Il en est ainsi jusqu'au mois d'avril. Le malade se rétablit complètement, quand, le 26 avril, il se plaint de douleurs vives et continues au niveau de sa jambe. Il a 38°,9 de fièvre, et son articulation tibio-tarsienne est gonflée et très douloureuse. L'examen du membre inférieur montre à cette époque une diminution extrême de vitalité de tous les tissus; le tibia a la forme d'un arc à concavité antérieure. La peau est œdématiée, suintante, présentant de nombreux troubles trophiques. La jambe est inutilisable par le malade, car son pied est en extension sur la jambe; il y a une rétraction de tous les orteils, et le malade peut seulement se traîner avec des béquilles. Cette poussée aiguë qu'il vient de faire au niveau de sa jambe est le réveil d'un processus infectieux mal éteint. On se décide à intervenir ; incision verticale permettant d'arriver sur un tibia formé de tissu osseux neuf, au milieu duquel on extirpe à la gouge et au maillet de nombreux séquestres. On fait un curetage aussi complet que possible et on met des mèches iodoformées. La cicatrisation se fait rapidement, et à la fin du mois de mai le malade recommence à se servir de sa jambe. Il est envoyé à la 2ᵉ saison de Bourbonne; douches, massages sous l'eau, traitement hydro-minéral. A son retour, il n'y a pas grande amélioration; sa jambe, qu'il tient à conserver, ne lui est toujours d'aucun secours. Au début d'octobre, il fait une nouvelle poussée aiguë avec fièvre, les fistules se rouvrent. C'est encore une nouvelle poussée d'ostéomyélite qui vient de se produire. Etant donné l'état actuel de sa jambe, on est persuadé que l'amputation seule pourra augmenter la capacité fonctionnelle de ce blessé en lui évitant des accidents d'ostéomyélite toujours à redouter, et qui pourront être graves. Le malade s'y refuse.

Observation V

(Due à l'obligeance de M. Baudet, aspirant à l'École de santé militaire.)

Fracture ouverte transversale des deux os de la jambe au tiers inférieur. — Phlébite.

Le 6 décembre 1911, au cours d'une reprise au manège du 18ᵉ rég. d'artillerie, notre jeune camarade reçoit une violente ruade du cheval qui le précédait. Descendu à terre par deux cavaliers, il fut transporté à l'infirmerie, où l'examen révéla une fracture de la jambe droite avec plaie, sans déplacement. La plaie siégeait sur la face interne du tibia et avait l'étendue d'une pièce de deux francs. Pansement sommaire aseptique; immobilisation dans une gouttière métallique; transport à l'hôpital.

A l'hôpital militaire, un examen plus détaillé permit de diagnostiquer une fracture des deux os de la jambe; mais comme le membre était déjà œdématié, on se contenta, après toilette minutieuse, de le placer dans un appareil de Scultet.

Le blessé garde cet appareil une dizaine de jours; panse-

ment tous les deux jours. Le 12ᵉ jour, pose d'un appareil plâtré.
Aucun incident durant cette période.

Le 22 janvier, alors que l'on s'apprêtait à retirer le membre
du plâtre, on s'aperçoit que la jambe et la cuisse du côté droit
étaient le siège d'un œdème légèrement dur, très abondant, et
qui augmentait du double le volume du membre inférieur. Le
malade n'avait pas eu pourtant d'élévation notable de la température, et n'accusait qu'un léger point douloureux au pli de
l'aine du même côté. On était cependant en présence d'une
phlébite, fruste peut-être, mais bien caractérisée. La plaie de la
face interne du tibia était, à cette date, complètement cicatrisée. Du côté de la fracture, on ne constatait aucune saillie due
au cal, ce dernier n'existait pas. Le membre est remis dans la
gouttière, repos absolu.

Évolution normale de la phlébite, mais retard dans la consolidation, car 40 jours après cette nouvelle immobilisation,
le cal était encore minime. Le blessé essaye de se lever, fait
quelques pas à l'aide de béquilles, mais une huitaine de
jours après ce début de convalescence, un faux pas entraîne
sa chute, et avec elle une fracture du cal.

Le membre est remis dans une gouttière de Maisonneuve, et,
après une immobilisation de trente jours, la consolidation pou-
vait être constatée.

Le 40ᵉ jour après sa deuxième fracture, le blessé faisait les
premiers pas. Quatre mois après il reprenait son service.

Pas de raccourcissement, pas d'impotence fonctionnelle;
légère atrophie du quadriceps et des muscles de la jambe.

La radiographie permit de constater deux traits de fracture
absolument horizontaux, pour le tibia et le péroné.

OBSERVATION VI

*Fracture sans plaie des deux os de la jambe droite,
à la partie moyenne.*

C..., Léon, maréchal des logis au 54ᵉ d'artillerie. Entré à l'hôpital le 5 mai 1913. Le 28 avril, au cours d'exercices à la Val-
bonne, il reçut sur la jambe droite un coup de pied du cheval
qui se trouvait à courte distance du sien. La douleur ressentie

fut extrêmement vive; il descendit de cheval à gauche, mais en appuyant sa jambe droite sur le sol, il ne put rester debout et tomba. Transporté à l'infirmerie-hôpital du camp, il y resta huit jours. On porta là le diagnostic de fêlure du tibia. Pansements humides et immobilisation de la jambe dans une gouttière en fil de fer. Sur sa demande, le blessé fut transporté à l'hôpital militaire Villemanzy, où on diagnostiqua une fracture double des os de la jambe, à l'union du tiers inférieur et du tiers moyen. Il y avait une forte ecchymose de toute la jambe droite; aucune plaie; la jambe est très douloureuse; mobilité anormale très marquée; vers le milieu de la diaphyse, point douloureux bien net. En palpant la crête tibiale, on note un léger ressaut; le fragment supérieur semble pointer en avant; il n'y a ni déplacement notable ni raccourcissement. Réduction de la fracture et appareil plâtré.

Le 7 *mai,* sur la demande du médecin-chef de l'hôpital militaire Desgenettes, le malade est évacué audit hôpital.

Le 9 *mai,* on enlève le plâtre et on fait une réduction complète sous anesthésie; nouvel appareil plâtré.

A cette date, on note un léger œdème, remontant jusqu'au-dessus de la rotule; au niveau de la partie moyenne de la jambe, se voit une teinte ecchymotique des téguments.

A l'union du tiers moyen et du tiers inférieur, on sent sur le tibia une encoche divisant la crête du tibia, se prolongeant sur la face antéro-interne et disparaissant à droite sous la masse musculaire. Toute tentative de mobilisation au niveau du foyer de fracture est impossible; la jambe semble complètement consolidée.

2 juin. — L'œdème a complètement disparu. Légère douleur à la palpation du tiers moyen; au même niveau on perçoit un ressaut qui fait supposer que le fragment supérieur déborde légèrement en dedans. A deux travers de doigts au-dessus, on sent une encoche sur la crête tibiale. Cal un peu gros, qui n'est pas trouvé au niveau du péroné.

Massages tous les jours; les mouvements de la jambe deviennent plus étendus. .

La radiographie montre un léger déplacement des fragments supérieurs en dedans; le déplacement dans le sens antéro-postérieur est inappréciable.

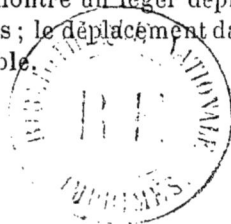

6 juin. — Aux massages on joint une séance d'électricité d'un quart d'heure. Le malade commence à marcher, mais ressent encore de la douleur. Le cal est toujours gros ; le cou-de-pied est légèrement gonflé, surtout après la marche.

Le malade sort dans les derniers jours du mois de juin ; cal toujours un peu volumineux, mais non douloureux. La marche se fait bien.

OBSERVATION VII

Fracture compliquée du tibia gauche à la partie moyenne.
Phlébite double au niveau des saphènes internes.

L... Eugène, cavalier du 14ᵉ escadron du train. Entre à l'hôpital le 13 novembre 1909. Le même jour, en conduisant à cheval une voiture de corvée, il reçoit sur la face antérieure et à la partie moyenne du tibia gauche une ruade du cheval de son brigadier. La douleur ressentie fut très vive. On dut le descendre immédiatement de cheval; l'impotence du membre était complète. Le blessé fut ramené en voiture à l'infirmerie de son corps, où il reçut les premiers soins. On remarquait à l'endroit du traumatisme une plaie d'où s'échappait du sang en quantité assez notable. Évacué à l'hôpital Desgenettes le soir même.

À son entrée, la radiographie indique un fracture en rave du tibia gauche avec déplacement peu considérable, surtout dans le sens antéro-postérieur. La fracture est ouverte. La plaie est située à la partie moyenne de la crête tibiale; ses dimensions sont celles d'une pièce de 1 fr. ; elle laisse suinter un liquide séro-sanguinolent.

La température du blessé, qui était de 37°,5 à son entrée, a monté légèrement : 38° le matin, et 38°,4 le soir.

19 novembre. — Le malade présente un peu de congestion à la base du poumon droit.

23 novembre. — La fièvre a disparu.

27 novembre. — Le pansement est renouvelé. La plaie est assez profonde et comblée par un dépôt de sang coagulé. Pas de pus. Après pansement aseptique, un nouveau plâtre est posé.

29 novembre. — La congestion du poumon droit persiste.

Au niveau de la région inguino-crurale droite, douleurs continuelles, englobant tout le territoire des nerfs obturateur et génito-crural.

Elles ont été précédées de douleurs analogues, à siège abdominal, accompagnées de nausées et de vomissements. Les différents mouvements imprimés à l'articulation coxo-fémorale exagèrent la douleur; la pression sur le grand trochanter la fait naître à la face interne de la partie supérieure de la cuisse ; l'articulation de la hanche n'est pas sensible par la pression sur le talon. Les ganglions de l'aine sont hypertrophiés des deux côtés.

Malade abattu ; on le place dans une gouttière Bonnet.

1ᵉʳ décembre. — Les douleurs qui existaient au niveau de la région inguino-crurale ont diminué; on sent sur le trajet de la fémorale un cordon très net, allant de l'arcade fémorale à quatre travers de doigt plus bas. Pas d'œdème du membre inférieur. Les mêmes signes existent au niveau de la région inguino-crurale gauche.

6 décembre. — On sent très nettement deux cordons sur le trajet des saphènes internes. La gouttière est enlevée; plaies superficielles au niveau des malléoles ainsi qu'à la face interne du genou gauche, produites par l'appareil. La plaie au niveau de la fracture n'est pas cicatrisée.

L'état du blessé va en s'améliorant pendant tout le mois de décembre.

6 janvier 1910. — État général bon; pas de fièvre. La jambe fracturée a été placée dans une gouttière à glissière; la plaie au niveau de la fracture est presque cicatrisée; il en est de même des plaies produites par l'appareil. Du côté des veines fémorales, la palpation révèle encore la présence d'un cordon dur, roulant sous le doigt, à peine douloureux.

15 janvier. — On a retiré la gouttière à glissière. Le membre n'est plus soutenu actuellement par aucun appareil; la plaie est complètement cicatrisée; la peau est adhérente au plan osseux. Un peu d'œdème au niveau du cou-de-pied, atrophie assez forte. Le pied est en varus; sa mobilisation est douloureuse et difficile.

On commence les séances de mécanothérapie. — Du côté des veines fémorales, il subsiste toujours un cordon, non douloureux.

21 janvier. — La mobilisation du genou est facile; du côté du pied, les mêmes phénomènes persistent. Le malade tousse et crache. Quelques crachats striés de sang.

28 janvier. — Le malade marche à l'aide de béquilles; les mouvements deviennent plus faciles dans le cou-de-pied.

1er février. — La marche se fait sans béquilles; bains de lumière. Un peu d'œdème au cou-de-pied, consécutif à la marche.

14 février. — Le malade est évacué dans le service des contagieux pour angine à bacilles de Löffler. Il revient le 29 février dans le service. Les mouvements de son membre inférieur gauche sont étendus et faciles; il part en convalescence avec toujours un peu d'œdème de sa jambe gauche.

OBSERVATION VIII

Fracture compliquée du tibia au tiers inférieur.

Ch... Marius, soldat au 10° cuirassiers; entre le 21 décembre 1909. Le matin de ce jour, étant en reprise sur le terrain de manœuvres, il reçut du cheval qui précédait le sien un coup de pied à la partie antérieure du t'ers inférieur de la jambe droite. Le blessé put descendre de cheval avec l'aide de ses camarades; mais, après être resté étendu à terre quelques instants, il remonta et rentra au pas au quartier. Transporté à l'infirmerie, on l'évacue de suite sur l'hôpital Desgenettes.

L'examen du membre blessé montre au niveau du tiers inférieur de la jambe une plaie des dimensions d'une pièce de 0 fr. 50. Tout autour les tissus sont contus, violacés, et il y a un gonflement considérable de toute la région traumatisée. Il n'y a pas de raccourcissement de la jambe; l'axe n'est pas dévié. La palpation permet de découvrir un point très douloureux à la partie inférieure de la face interne du tibia, à 15 centimètres au-dessus de la malléole interne. La crépitation à ce niveau est très nette; mais il n'y a pas de mobilité anormale de l'os. Le péroné est intact.

Après pansement de la plaie, on applique un appareil plâtré.

Le *10 janvier*, la plaie est complètement cicatrisée; on a renouvelé le pansement tous les deux jours.

24 janvier. — L'appareil plâtré a été enlevé et remplacé par
une gouttière métallique ; le malade commence à faire des mouvements de flexion et d'extension de la jambe sur la cuisse,
dont les muscles sont déjà considérablement atrophiés.

26 janvier. — Les mouvements deviennent plus faciles ; l'a-
trophie diminue.

31 janvier. — On sort la gouttière ; il y a un peu d'œdème
au niveau du cou-de-pied.

2 février. — Le malade se lève et marche à l'aide de béquilles. Au bout de 8 jours, il part en convalescence, avec toujours
un peu d'œdème.

OBSERVATION IX

Fracture compliquée et ouverte du tibia gauche en son milieu.

F... Joseph, soldat au 7ᵉ cuirassiers ; entre à l'hôpital le
8 décembre 1907. Etant en reprise au manège, il reçut une
ruade du cheval qui précédait le sien. Le coup atteignit le cavalier à la jambe gauche, sur la face antéro-interne du tibia et en
son milieu. Le blessé put rester à cheval quelques instants,
mais, sentant sa jambe engourdie, il descendit et se rendit à
pied à l'infirmerie. Il y séjourna deux jours, puis fut envoyé à
l'hôpital le 10 décembre 1907.

A son arrivée, le malade est radiographié ; on ne distingue
aucun trait de fracture. Sur une seconde radiographie faite
neuf jours après, on constate une fracture à la partie moyenne
du tibia.

Le *28 décembre*, on pratique la résection des deux extrémités fracturées. On met le membre dans un appareil plâtré, avec
ouverture pour panser la plaie.

Le *14 février*, la jambe augmentant de volume et le malade
se plaignant de vives douleurs, on enlève le plâtre. Incision
large des téguments aux alentours de la plaie. Du pus s'écoule,
et on enlève quelques esquilles osseuses. La jambe est mise
dans une gouttière ; on l'y laisse cinq mois ; tous les jours, pansement des plaies qui ne se referment pas. On arrive à retirer
encore quelques esquilles.

Le *30 juillet*, le malade est opéré à nouveau ; on peut enle-

ver des esquilles incluses dans l'intérieur du tibia. Le membre
est remis en gouttière pendant un mois et demi. Au bout de ce
temps, le malade commence à se lever ; mais après quelques
jours, la plaie de sa jambe s'ouvre de nouveau, et il s'en écoule
un pus très clair.

Traitée par la teinture d'iode, la plaie se referme. Le malade
part en convalescence pour trois mois. Vers la fin de son congé,
la plaie s'ouvre de nouveau ; à son retour au corps, le blessé
est envoyé à l'hôpital le 8 décembre 1908. Il est traité par la
vaseline de Reclus ; la plaie se referme au bout de trois semaines. Le malade se lève, mais la plaie s'ouvre encore après une
quinzaine de jours.

Le 2 mai, on fait un grattage de l'os ; séjour au lit jusqu'au
15 juin. Aussitôt que le blessé se lève de nouveau, la plaie
s'ouvre ; traitée par la teinture d'iode, elle se referme.

Le blessé est envoyé à Bourbonne-les-Bains, où il fait une
cure de quarante jours. Sa fistule s'y ouvre à nouveau, et il
revient à l'hôpital militaire à Lyon, avec sa plaie non encore
fermée.

Au mois de décembre 1909, la cicatrisation est enfin complète. La cicatrice siège sur la face antéro-interne du tibia ; elle
commence à 20 centimètres au-dessous de la tubérosité antérieure de l'os, a une longueur de 15 centimètres et une largeur
de deux travers de doigt. La peau, à ce niveau, est rouge, violacée, lisse, sans poils ; elle est recouverte à certains endroits de
plaques épidermiques qui desquament, dénotant des troubles
trophiques considérables à cet endroit.

La jambe n'est ni raccourcie ni déviée. Le malade sort à la
fin de l'année 1909 ; la marche est encore pénible ; il s'appuie
difficilement sur son membre gauche.

OBSERVATION X

Fracture du tibia gauche au tiers moyen, avec plaie.

M... Ernest, soldat au 7e cuirassiers. Entre le 16 octobre 1909
pour coup de pied de cheval, reçu sur la jambe gauche, au
cours d'une reprise d'équitation. Après l'accident, le blessé a

pu encore rester en selle pendant quelques minutes, mais, à cause de la violence de la douleur, on l'a descendu de cheval et transporté à l'infirmerie; évacué le même jour à Desgenettes.

A son arrivée, on note un gonflement généralisé de la jambe gauche. Les méplats rotuliens ont disparu ainsi que les gouttières malléolaires. L'ecchymose s'étend sur toute la région antéro-interne de la jambe et remonte jusqu'à la moitié inférieure de la cuisse, dans la région interne.

A la partie moyenne de la jambe, on constate au niveau du tibia une petite plaie transversale de 2 centimètres de longueur environ. Il n'y a pas de déviation des axes; pas de raccourcissement; le pied n'est pas déjeté en dedans.

A l'examen du squelette, en parcourant la crête tibiale, on arrive à provoquer une vive douleur dans la région moyenne de l'os; pas de mobilité anormale; la crépitation osseuse n'est pas recherchée.

Examen des articulations. Du côté du genou, on observe un gonflement surtout marqué à la face interne. Il n'y a pas de choc rotulien. La pression éveille une vive douleur sur la face interne du condyle interne. Les mouvements spontanés sont à peu près nuls; le malade ébauche seulement un mouvement de flexion. L'articulation tibio-tarsienne présente aussi un empâtement des gouttières malléolaires. Les mouvements spontanés sont très réduits; le malade ne fait aisément que les mouvements de flexion et d'extension des orteils.

Radiographie. — Elle montre à la partie moyenne du tibia une fracture en biseau, sans déplacement latéral, mais avec déplacement antéro-postérieur peu considérable. Le péroné est intact.

27 octobre. — Le blessé est mis dans un appareil plâtré. L'œdème a disparu. Un pansement sec est appliqué sur la plaie.

22 novembre. — L'appareil plâtré est enlevé. Le cal est formé, mais encore mou; il donne un léger ressaut à la palpation, mais n'est pas douloureux. Le membre est mis dans une demi-botte plâtrée. Massages. Mécanothérapie.

4 décembre. — Le cal se consolide régulièrement; le malade marche avec des béquilles. Il sort le 10 décembre guéri.

Observation XI

Fracture ouverte des deux os de la jambe gauche au 1/3 moyen.
Retard dans la consolidation.

R... Jules, réserviste au 22ᵉ régiment d'infanterie. Evacué de l'hôpital de Bourgoin sur l'hôpital Desgenettes, pour fracture de la jambe gauche datant d'environ deux mois. Le malade accomplissait une période de 23 jours, lorsque, le 1ᵉʳ septembre 1909, conduisant un cheval sur lequel il était monté, il reçut, d'un autre cheval qui précédait le sien, un coup de pied sur la jambe gauche, au tiers moyen. La douleur fut assez vive ; le blessé descendit seul de sa monture, put faire quelques pas sur la jambe saine, mais tomba bientôt. Relevé, il fut transporté à l'hospice mixte de Bourgoin, où on fit le diagnostic de fracture ouverte des deux os de la jambe. Il présentait à la partie moyenne de la jambe, sur la face antéro-interne, une plaie qui saigna abondamment.

On y appliqua des pansements pendant 11 jours, et la cicatrisation se fit sans incident. La fracture fut réduite et immobilisée dans un plâtre, pendant 36 jours ; au bout de ce temps, on remarqua que la consolidation n'était pas complète et qu'il persistait de la mobilité anormale. On refit le même jour un deuxième plâtre et le blessé fut évacué sur Desgenettes.

Le *25 octobre 1909,* on note un œdème assez marqué de toute la jambe et du cou-de-pied gauches. Légère trace de cicatrice de la plaie.

L'axe longitudinal de la jambe montre que le pied est en varus et rotation interne ; la moitié supérieure du membre forme avec la moitié inférieure un angle obtus ouvert en dedans.

La mensuration montre un raccourcissement de 2 centimètres et demi de la jambe. En suivant la crête tibiale, celle-ci cesse d'être nettement perceptible à la partie moyenne ; on sent à la place une masse globuleuse, résistante et légèrement rugueuse. Au-dessous, le tibia semble normal.

Dans la région externe de la jambe, si l'on suit le péroné à partir de sa tête, on le perd bientôt, pour ne le retrouver qu'au niveau du cal signalé au niveau du tibia. On sent là le fragment supérieur du péroné qui vient faire saillie sous le doigt. Plus bas, en retrait sur ce fragment supérieur, on sent plus difficilement le fragment inférieur.

Le cal n'est nulle part douloureux.

La radiographie montre que, pour les deux os, il y a chevauchement du fragment supérieur sur le fragment inférieur; le premier occupe le côté externe. Le chevauchement est plus accentué pour le péroné que pour le tibia, et les fragments du péroné forment un angle plus aigu que ceux du tibia.

Pas de troubles du système nerveux moteur ou sensitif.

28 octobre. — On place le membre malade dans une bottine silicatée.

4 novembre. — On enlève le silicate ; la mobilité anormale persiste ; toutefois l'œdème a presque totalement disparu. On commence à faire la méthode de Bier avec une bande élastique placée immédiatement au-dessus du genou.

Première application de deux heures.

9 novembre. — La bande a été appliquée chaque jour depuis le 4 ; l'examen de la jambe montre une très grande amélioration ; elle porte sur l'élévation de la température, qui persiste après avoir enlevé la bande et qui indique un processus d e consolidation. La mobilité a beaucoup diminué, et on peut, en saisissant le membre à la hauteur de l'épiphyse supérieure, l'abandonner à son propre poids, sans constater de déviation dans l'axe.

13 novembre. — Amélioration progressive ; plus d'œdème ; consolidation encore accentuée ; on a commencé la mécanothérapie.

22 novembre. — Les mouvements deviennent de plus en plus étendus dans les articulations du membre inférieur ; le malade marche avec des béquilles.

5 décembre. — Le malade se plaint d'une douleur au niveau de la région inguino-crurale gauche, à la suite de laquelle s'est établi un œdème du membre inférieur gauche. Cet œdème est dur, assez volumineux ; on ne sent aucun cordon faisant penser à une phlébite. On suspend la mécanothérapie. Le malade reste couché.

22 décembre. — La cuisse gauche a repris son volume et sa consistance normales ; le malade commence à se lever ; il se

plaint le soir de gonflement et de douleur au niveau du cou-
de-pied.

6 janvier. — La marche peut se faire maintenant à l'aide
d'une canne, mais il y a toujours de la douleur de la fracture
et du cou-de-pied et la jambe est gonflée. Cet état s'améliore
peu à peu, et vers le milieu de février 1910 il n'y a plus ni
douleur ni œdème.

On donne au malade une chaussure orthopédique, pour corriger le raccourcissement de son membre; la boiterie disparaît
ainsi.

Le *2 avril,* le blessé sort par réforme avec pension; il est en
outre proposé pour une saison à Bourbonne-les-Bains.

OBSERVATION XII (RÉSUMÉE)

Fracture transversale du tibia droit avec plaie.
Cal exubérant.

. G... Jean, soldat au 7ᵉ cuirassiers. Entre le 17 janvier 1913
pour coup de pied de cheval à la jambe droite. Ce même jour,
il reçoit sur son membre inférieur droit, pendant un exercice
au galop, une ruade du cheval qui précédait le sien. Le coup
fut très violent; le blessé ne put rester en selle; on le déposa
à terre, mais au bout de quelques minutes il put remonter et
rentrer au quartier au pas. Il est dirigé de suite sur l'hôpital.

A son arrivée, il présente une plaie à la partie moyenne de la
jambe droite, sur la crête tibiale. Le blessé ne peut soulever le
membre; les mouvements provoqués amènent de la douleur,
mais on ne trouve aucun signe de fracture. On fait une incision
large des téguments avec mise à nu et grattage du périoste et
désinfection de la plaie à l'eau oxygénée et à l'alcool.

Le *25 janvier,* une large ecchymose apparaît avec un petit
hématome au niveau de l'incision.

Le *27 janvier,* l'ecchymose et l'hématome ont augmenté. On
explore l'os, et on découvre un trait de fracture transversal au
niveau du tiers moyen du tibia. La jambe est mise dans une
gouttière.

4 février. — L'hématome ne se résorbe pas; légère réaction
inflammatoire; pansement humide.

5 février. — Les bords de la plaie sont gonflés et rouges; pas de suppuration.

15 février. — La plaie laisse écouler du pus jaunâtre et bien lié; pansement humide.

17 février. — La quantité de pus augmente; le malade accuse une vive douleur au niveau de la plaie et dans toute la région avoisinante. La pression à ce niveau amène du pus en abondance; la peau se laisse déprimer en godet; pansement humide.

18 février. — Incision profonde sur la crête tibiale; effusion de pus; la surface osseuse antéro-interne est dénudée sur une longueur de cinq centimètres; pansement à plat sur la plaie. Gouttière.

19 février. — La plaie est rosée; peu de pus; le malade souffre moins, mais ne peut soulever sa jambe. Pansement.

21 février. — Le pansement est renouvelé; il est totalement souillé par l'abondance du pus. Au centre de la plaie, et sur la partie médiane de la crête tibiale qui a été dénudée, on trouve un petit foyer de nécrose, circulaire, de $1^{cm},5$ de diamètre environ. Nécessité d'une trépanation. Simple couche de teinture d'iode; pansement à plat ordinaire. Gouttière.

24 février. — Résection d'un séquestre non libéré et ouverture du tibia jusqu'au canal médullaire. Gouttière plâtrée. Pas de choc post-opératoire. Pouls, 80.

25 février. — Le blessé a passé une bonne nuit; il ne souffre pas. Température, 37°,2; pouls, 78.

28 février. — Le malade souffre au niveau de la plaie; nuit agitée. Température, 38°; pouls, 85. Pas de pansement.

En mars, la consolidation commence à se faire; la plaie bourgeonne; pas de douleurs.

A la fin du mois d'avril, la consolidation est terminée, mais il existe un cal volumineux qui double le volume de la jambe; il est de plus douloureux. La plaie est cicatrisée, mais il s'est établi une fistule. Cet état demeure stationnaire jusqu'au mois de juillet. Le malade part alors pour une saison de deux mois à Barèges. Pendant ce séjour, la fistule se ferme. A son retour au mois d'octobre, on constate en outre que le cal a diminué de volume; il a à peu près le volume d'un œuf de dinde. Il existe au tiers moyen du tibia une cicatrice opératoire, longue de 10 centimètres et adhérente sur 4 centimètres, au niveau de l'ancienne fistule. Le mollet droit est légèrement atrophié, mais il se produit du gonflement à l'occasion de la fatigue. La marche se fait d'abord sans claudication (il n'y a pas de raccourcissement), mais elle devient rapidement pénible.

Le blessé est réformé n° 1 avec gratification (1re catégorie).

CONCLUSIONS

Au terme de cette étude où nous avons essayé de montrer les lésions graves de la diaphyse jambière que détermine le choc direct du sabot, nous voudrions rappeler quelques points particuliers de ce travail.

La fracture par coup de pied de cheval, presque toujours déterminée par la ruade, se présente sous deux grandes modalités :

Les fractures transversales.

Les fractures obliques.

Un seul os ou les deux os peuvent être intéressés; le plus souvent, seul le tibia est atteint, et le péroné se rompt secondairement dans les efforts faits par le blessé pour se relever.

La contusion, la plaie des tissus superficiels qui accompagnent souvent la fracture est une source à infection qui donne à la fracture par coup de pied de cheval une gravité particulière. Nous avons essayé de montrer ce qu'étaient ces fractures avec plaie, quel pronostic réservé on devait faire à leur sujet, et combien difficile était parfois le diagnostic pour savoir si elles étaient ou non en rapport avec le foyer de fracture.

Nous avons voulu, au point de vue clinique, grouper

les fractures par ordre de gravité et montrer que les
facteurs principaux étaient l'irréductibilité et le déplacement. Aux différents groupes décrits correspondent
des complications nombreuses que nous avons cru
devoir décrire avec détails.

Les complications sont la règle dans ces fractures
par violence directe, et on peut les voir survenir à
toutes les périodes de l'affection.

Les observations que nous joignons à notre étude
en font foi et montrent la lenteur de la réparation
chez un fracturé dont la lésion avait, au premier abord,
paru bénigne.

Nous avons cru devoir consacrer au traitement un
assez long chapitre; le traitement sanglant constitue
actuellement une question à l'ordre du jour. Prôné
par les uns, déconseillé par les autres, nous ne saurions le recommander que dans des cas exceptionnels.
L'outillage compliqué, la grande habitude de la chirurgie osseuse qu'il nécessite, n'en feront jamais qu'un
traitement d'exception dans la pratique chirurgicale
courante.

BIBLIOGRAPHIE

Alglave. — Technique opératoire du traitement sanglant des fractures fermées (*Rapport 24ᵉ congrès de chirurgie*, Paris, 1911).

Barbet. — Traitement des pseudarthroses en général, en particulier par les greffes (*Revue de chirurgie*, 1911).

Batut. — *Bulletin de la Société de chirurgie de Lyon*, 1900.

Bérard. — Indications et résultats du traitement sanglant dans les fractures fermées et récentes des membres (*Rapport 24ᵉ congrès de chirurgie*, Paris, 1911).

Blin. — *Thèse Paris*, 1907.

R. Bonneau. — Influence de la marche sur le cal des fractures de jambe (*Société de pathologie comparée*, 9 janvier 1912).

Bouchet. — Traitement rationnel des fractures (*Thèse Paris*, 1905).

Bousquet et Poulet. — *Pathologie externe*, 1885.

Broca. — *Mercredi médical*, 1885.

Brulard. — *Thèse Paris*, 1882.

Bruns. — Die Lehre von den Knochenbrüchen, Stuttgart, 1886 (*In Deutsche chir. de Billroth* et *Lucke*).

Browne. — Case of compound communited fracture of fibula and tibia (*Dublin Hospital Gazette*, 1860).

Buffet-Delmas. — *Thèse de Paris*, 1880.

Burford. — Report of a compound complicated fracture of the tibia and fibula (*Internat. J. Surg. New-York*, 1902).

Campora. — Contributo alla terapia delle fratture complicate infette della ossa lunghe (*Bole. d. r. Accad. med. di Genova*, 1907).

Cauvin. — Conservation dans les fractures ouvertes (*Thèse Toulouse*, 1897).

Chalier. — L'aponévrosite plantaire dans les fractures de jambe (*Revue d'orthopédie*, 1er janvier 1912).

Chaput. — Traitement des fractures compliquées de jambe (*Gazette des hôpitaux de Paris*, 1905).

Charner. — *Thèse Bordeaux*, 1905-06.

Charpy. — De la résistance des os à la fracture (*Revue de chirurgie*, 1885).

— Élude d'anatomie appliquée.

Chassaignac. — Études d'anatomie et de pathologie chirurgicales, 1851.

Chaudoye. — Traitement des fractures compliquées de jambe (*Thèse de Lyon*, 1898-99).

Chauvel et Nimier. — Traité de chirurgie d'armée.

Chevalier et Seguin. — Fracture de jambe ouverte (*Archives de méd. navale*, Paris, 1907).

Clermont. — Fractures compliquées de jambe et leur traitement (*Thèse Paris*, 1909).

Clot. — *Thèse Montpellier*, 1899.

Conway. — Compound fractures of the tibia and humerus treated by drilling and niring of the fragments (*New-York, M. J.*, 1886).

A. Cooper. — A Treatise on Fractures and Luxations.

Delorme. — De la valeur des résections traumatiques, 1886.

Delorme. — Traité de chirurgie d'armée.

Dujarier. — *Thèse Paris*, 1900.

Dujarier et Jacoël. — De la suture osseuse au moyen d'agrafes (*Société anatomique*, nov. 1901, p. 651).

Dujarier. — Traitement des pseudarthroses par l'agrafage métallique (*Presse médicale*, nov. 1902, p. 1099).

— Du traitement des fractures fermées par l'agrafage métallique (*Revue de chirurgie*, août 1904, p. 180).

— Traitement sanglant des fractures obliques de jambe fermées (*Congrès de chirurgie*, 1911, p. 825).

— De l'intervention sanglante dans les fractures récentes et anciennes (*Congrès de chirurgie*, 1912, p. 402).

— Traitement sanglant des fractures de jambe (*Journal de chirurgie*, sept. 1913, p. 269).

Duplay. — *Gazette des hôpitaux*, 1878.

— Traitement des fractures de jambe simples et compliquées (*Semaine médicale*, Paris, 1900).

Duplay et Reclus. — Traité de chirurgie.

Forgue. — Précis de pathologie externe.

Forgue et Reclus. — Traité de thérapeutique chirurgicale.

Fredet. — Le traitement des fractures graves suivant la technique de Lambotte (*Journal de chir.*, sept. 1913, p. 289).

Gazette hebdomadaire, 1873. — De l'immobilisation dans les fractures compliquées.

Gobbel. — A case of compound communited fracture of the tibia and fibula (*Internat. J. Surg.*, New-York, 1906).

Gurlt. — Handbuch der Lehre von den Knoehenbrüchen, Berlin, 1892).

Hamilton. — A practical Treatise on Fractures and Luxations (Philadelphie, 1860; trad. franç. de Poinsot, Paris, 1884).

Helferich. — Précis iconographique des fractures et des luxations (trad. franç. de P. Delbet, 1896).

Hennequin. — Fracture compliquée de la jambe droite avec fragment sérieusement et incomplètement consolidé (*Revue d'orthopédie*, Paris, 1899).

Henry. — Contribution à l'étude du traitement des fractures compliquées graves (*Thèse Paris*, 1908).

Imbert. — Les suites normales des fractures du membre inférieur (*Lyon chirurgical*, 1ᵉʳ sept. 1911).

Jaboulay. — Traitement sanglant des fractures compliquées de jambe (*Semaine médicale*, Paris, 1906).

Jacoël. — Traitement des fractures par les agrafes osseuses (*Thèse Paris*, 1903).

Janneret. — Traitement des fractures ouvertes (*Thèse Genève*, 1884).

Judet. — Appareil à extension continue pour fractures obliques de jambe (*Presse médicale*, sept. 1912).

— Traitement des fractures des membres, 1913.

Lapeyre. — Du traitement des fractures de jambe sans immobilisation (*Thèse Paris*, 1894).

Largeau. — Premiers pansements des fractures (*Thèse Paris*, 1885).

Le Dentu et Delbet. — Traité de chirurgie.

Le Guern. — Traitement des fractures obliques de la jambe par l'extension continue (appareil de Hennequin) (*Thèse Paris*, 1899).

Lejars. — Chirurgie d'urgence.

Leriche. — *Thèse Paris*, 1873.

Lucas-Championnière. — Traitement des fractures par le massage et la mobilisation, 1895.

Malgaigne. — Traité des fractures et des luxations.

Martin. — Fractures simples et fractures compliquées (*Archives médicales belges*, Bruxelles, 1902).

Merlot. — *Thèse Paris*, 1906.

Messerer. — Ueber Elasticitat un Festigkeit des menslichen Knochen, Stuttgart, 1880.

Mignon. — Cliniques du Val-de-Grâce.

Mocquot et Caraven. — La marche directe dans les fractures de jambe (*Revue de chirurgie*, oct. 1909, p. 609).

Monier. — *Thèse Paris*, 1907.

Nicaise. — Traitement des fractures ouvertes ou compliquées (*Semaine médicale*, Paris, 1895).

Nimier. — Bull. et Mém. de la Société de chirurgie de Paris, 1903.

— Congrès français de Chirurgie, Chirurgie conservatrice (*Rapport*, 1905).

Ombredanne. — Applications de l'extension continue aux fractures obliques de la jambe (*Presse médicale*, 1905, n° 26, p. 261).

Picqué. — A propos du traitement chirurgical des fractures ouvertes (*Bull. off. de Soc. méd. d'arrond.*, Paris, 1902).

Porembsky. — *Semaine médicale*, 1894, p. 528.

Rauber. — Centralbl. für med. Wissensch, 1876.

Raymondaud. — Des retards de consolidation (*Thèse Paris*, 1885).

Richet. — Leçons cliniques sur les fractures de jambe, Paris, 1875.

— Traité d'anatomie médico-chirurgicale.

Saïssi. — Essai sur la réduction non sanglante des fractures des os de la jambe (*Thèse Paris*, 1911).

Stefani. — Traitement des grands traumatismes du membre inférieur (*Thèse de Lyon*, 1909-10).

Testut. — Traité d'anatomie descriptive.

Tillaux. — Traité de chirurgie clinique.

Vallas. — Traité des pseudarthroses du tibia (*Lyon médical,* 1894, n° 32, p. 606).

Verneuil. — Traumatisme et infection, 1886.

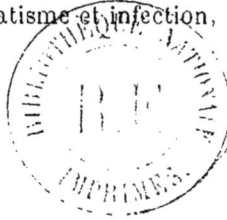

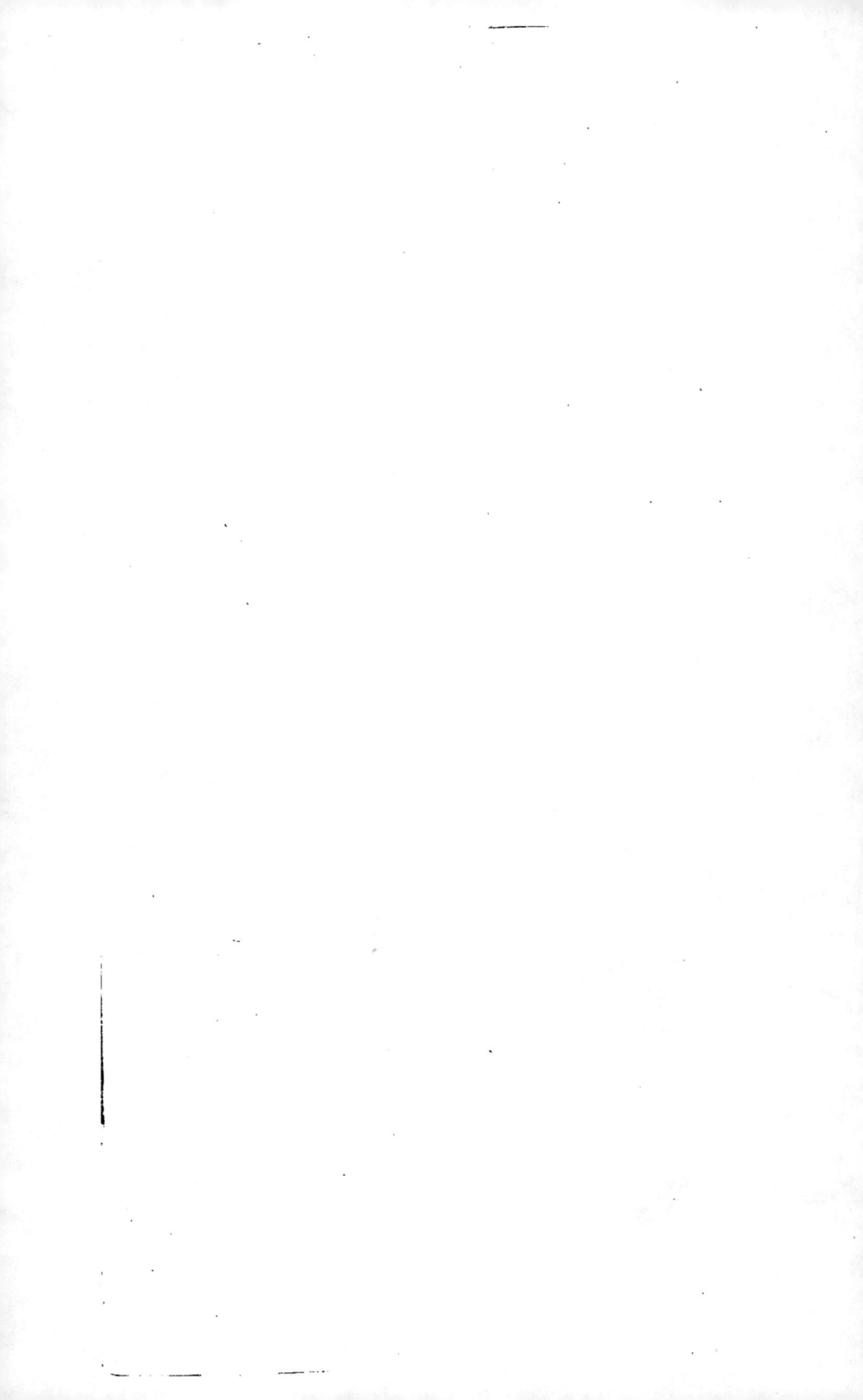

www.ingramcontent.com/pod-product-compliance
Lightning Source LLC
Chambersburg PA
CBHW072312210326
41519CB00057B/4894